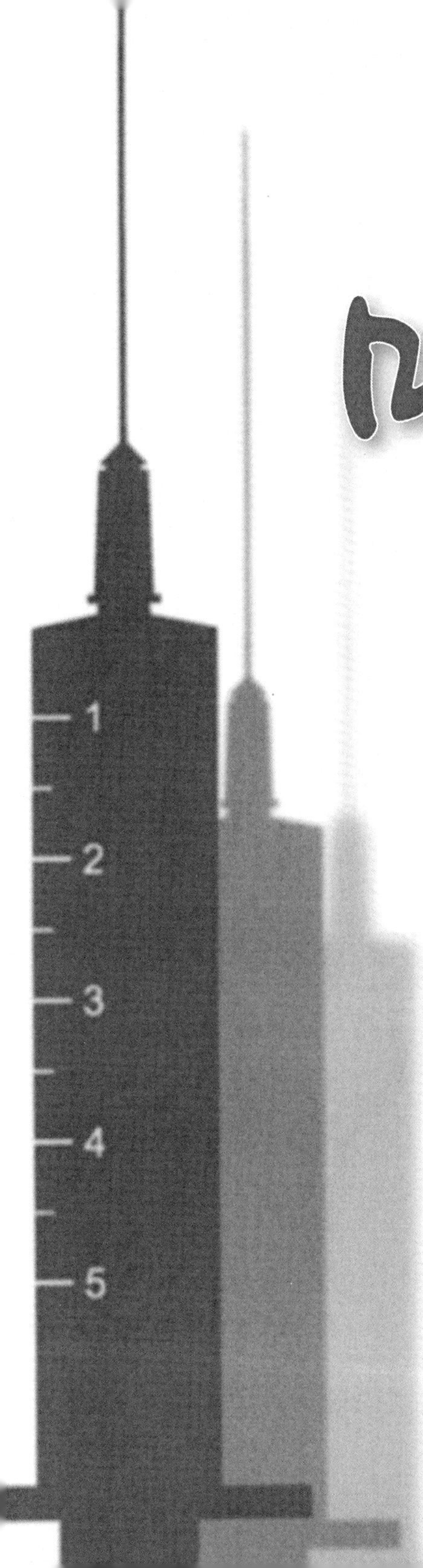

마법에 취하다

마취통증의학과 전문의의 재미있는 마취이야기

저자 | 장영호

마취통증의학과 전문의 / 의학박사

보건복지부 지정 화상 전문병원, 푸른병원 원장

양산 부산대학교 의과대학 심혈관 연구소 연구교수

삽화 | 레츠아트 김재근 원장

계명대학교 출판부

| 머리말 |

'마법'이란 마력으로 불가사의한 일을 행하는 술법을 말한다. 수술의 고통을 완벽하게 없애는 마취야말로 인류 의학 발전에 있어 마법과도 같은 분야가 아닐까 생각한다. 인류가 이 지구상에 나타나면서부터 통증도 함께 시작되었다고 해도 과언이 아닐 것이다. 마취 및 마취과학은 질병이나 수술에 의한 통증을 제거해 주는 의술 및 학문으로 그 동안 엄청난 발전을 해왔다. 그러나 실상은 마취에 대해서 잘 아는 사람은 그리 많지 않다. 아니, 오히려 대부분의 사람들은 마취가 어떠한 것인지 모르고 있다는 표현이 맞을 것이다. 심지어 직접 마취를 받아 본 사람들도 그러하니까.

중세 유럽 르네상스를 거치면서 인체 해부학과 수술 기법에 많은 발전이 있었으나, 정작 수술이 활발히 이루지지는 못하였다. 그 이유는, 그때까지만 해도 무균에 대한 개념 정립과 마취의 발전이 이루어지지 않았기 때문이다. 당시 사람들은 통증이 심한 수술보다 오히려 죽음을 선택하는 경우가 허다하였다. 그러나 18세기 후반부터 이른바 근대 마취 기술이 시작되면서 수술의 엄청난 발전이 있게 되었으며, 환자의 사망도 급격히 감소하게 되었다. 따라서 마취는 근대 및 현대 의료 발전에 가장 크게 기여한 의학의 한 분야로 마법과도 같은 의술이다.

필자가 마취통증의학과 의사로 활동하는 동안 일반인들에게 마취는 무섭고 위험하다는, 그리고 받으면 좋지 않을 것이라는 막연한 인식이 많이 깔려 있음을 느꼈다. 지금까지 환자나 보호자들로부터 마취와 관련해 허황된 내용부터 아주 전문적인 내용까지 참으로 천차만별의 질문들을 받아왔다.

올해로 필자가 마취를 시작한 지 어언 20년이 되었다. 그동안 일반인들이 마취 특히 전신마취에 대해 궁금해 하는 내용들을 틈틈이 정리해 왔는데, 이를 필자의 경험과 함께 알기 쉽게 소개하고자 한다. 물론, 이 책이 전문 과학서적이 아니므로 일부 내용에 있어서는 사실과 약간의 차이가 있을 수 있으며, 또한 마취통증의학과 의사에 따라 조금씩 다른 견해 도있을 수 있음을 미리 밝혀둔다.

이 글을 읽는 모든 분들이 마취에 대해 조금이나마 이해하고 두려움을 떨쳐 버림으로써 마취를 받을 때 다소나마 도움이 되기를 기대하며, 질병으로부터 쾌유되기를 진심으로 바란다.

마취통증의학과 의사 생활 20년에 즈음하여.

Contents | 목차 |

PART 01

마취에 대하여 많은 분들이 두려워한다. 이로 인하여 다양한 궁금증이 생기게 되기도 한다. 마취에 대한 질문 중 가장 많은 것이 아마도 손톱에 봉숭아 물들이는 것에 대한 질문이 아닐까 생각된다.

궁금한 마취 이야기 I

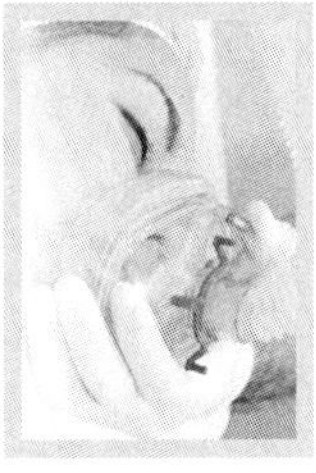

Happiness is nothing more than good health and a bad memory.

행복이란 건강이 좋고 기억력이 나쁜 것에 불과하다.

–알버트 슈바이처–

01

봉숭아 물들이면 마취가 안 되나요?

마취에 대하여 많은 분들이 두려워한다. 이 때문에 다양한 궁금증이 생기게 되기도 하는데, 마취에 대한 질문 중 가장 많이 받은 것이 아마도 손톱에 봉숭아 물들이는 것에 대한 질문이 아닐까 생각한다.

봉숭아는 원래 봉선화(鳳仙花)에서 온 말로 꽃의 생김새가 마치 전설의 새, 봉(鳳)을 닮았다하여 봉선화라고 부른다. 언제부터 부녀자들이 손톱을 물들이는데 봉숭아를 사용했는지 확실치는 않으나, 고문헌에 의하면 고려시대 이전부터였던 것으로 알려져 있다. 요즘은 매니큐어로 다양한 색을 바르고 심지어 그 작은 손톱, 발톱에 신기할 정도의 다양한 그림까지 그려 넣는다. 그러다보니 지금은 봉숭아 물을 들인 경우를 보기 힘들지만 예전에는 여름 한 철 여성들이 봉숭아 꽃물을 손톱에 곱게 물들이는 경우가 많았다. 이는 봉숭아 물을 들인 손톱이 첫눈이 올 때까지 남아있으면 첫사랑이 이루어진다는 재미있는 속설이 있기 때문이아닐까 한다. 하지만 봉숭아 물에는 이런 재미있는 속설만 있는게 아니다.

"손톱에 봉숭아물을 들이면 마취가 잘 안 되나요?"

"마취 전에 봉숭아 물들인 손톱을 빼야 하나요?"

필자가 정말 많이 받은 질문이다. 이러한 재미있는 이야기가 생긴 원인은 과거 마취 중 '환자 상태 감시'에 방해가 되기 때문에 생겨난 말로 추측된다. 불과 수 십 년 전만 해도 마취장비나 환자 감시 장치가 그리 발달하지 못했다. 그 시대에는 마취통증의학과 의사가 환자 상태를 파악하는 방법으로 오로지 환자의 신체를 보고 판단하는 것 외에는 다른 방법이 없었다. 환자의 혈색, 피부 색깔, 호흡 등을 보고 마취가 잘되고 있는지 환자 상태에 이상이 없는지를 판단하였던 것이다.

그러나 현재는 환자 상태를 파악하기 위해 차후 자세히 설명하겠지만 심전도, 혈압계, 맥박산소포화측정기, 호기말이산화탄소측정기 등과 같은 다양한 환자 감시 장치를 이용하고 있다. 이 중 봉숭아 물과 가장 관련된 것이 '맥박산소포화측정기'이다. 이 감시 장치는 손톱이나 발톱에 감지기를 부착하여 환자에게 산소가 잘 공급되고 있는지 파악하는 장치이다. 일반적으로 정상인 경우 99~100%의 산소포화도가 나타나며 마취 중에는 최소 95% 이상을 유지하도록 되어 있고, 90% 이하로 감소하면 혈액 내 산소가 부족한 저산소증으로 진단하게 된다.

이러한 감시 장치가 없던 과거에는 환자의 손톱 색깔을 보고 환자에게 산소 공급이 잘되고 있는지를 파악하였다. 저산소증 발생여부는 손톱이나 발톱이 파랗게 변하는 것을 보고 판단하였고, 손톱을 한번 눌렀다가 떼었을 때 금방 붉게 변하면 출혈이 적다는 것으로 판단하였다.

따라서 마취할 때 저산소증으로 손톱과 발톱이 파랗게 변하는지 살펴야 하는데 봉숭아 물을 들이면 손톱 색깔을 확인하기 어려워 이러한 말이 나온 것으로 추정된다. 지금은 모든 마취 시 저산소증을 바로 확인할 수 있는 맥박산소포화측정기를 사용하고 그 수치가 화면상에 실시간으로 나타나므로 직접 손톱을 보지 않아도 아무런 문제가 없다.

매니큐어도 마찬가지인데, 이론적으로는 진한 파랑색이나 검정색의 경우에는 맥박산소포화측정기의 측정치에 오차가 생길 수 있지만 그 정도가 미약하여 환자 감시에 지장을 줄 정도는 아니다. 하지만 손톱을 덧붙이는 경우에는 측정이 잘 안 될 수도 있긴 하다.

하지만 지금은 마취 기술 및 장비의 발달로 인하여 봉숭아 물이나 매니큐어는 전신마취를 시행하는데 큰 문제가 없다. 그러나 아이러니하게도 간혹 그 이유에 대해서는 잘 알지 못한 채 마취 전에 간호사들이 매니큐어를 지우라고 하는 경우가 있기도 하다. 하지만 기계가 아무리 발달하고 정확하더라도 절대적으로 사람의 감시보다 뛰어나다고 할 수는 없다. 따라서 환자 감시 장치와 함께 경험 많은 마취통증의학과 의사가 환자를 잘 감시하는 것이 환자의 안전을 위해 무엇보다도 중요하다. 결론적으로 봉숭아 물을 들이는 것과 마취는 별 관계가 없다.

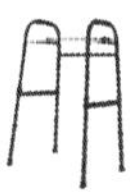

02
저는 마취가 잘 안 되는 체질이에요

가끔씩 마취를 하기 전에 자신이 마취가 잘 되지 않는 체질이라 겁이 난다고 마취를 잘 해달라며 부탁하는 경우가 있다. 물론 적정용량보다는 많은 양의 마취약제가 필요한 환자들이 가끔 있기는 하지만, 마취를 전문으로 하는 필자의 입장으로는 마취가 잘 안 되는 체질이 있다는 것을 이해하기 힘들다. 하지만 이런 부탁을 하는 환자들은 대부분 자신의 이전 전신마취나 수면마취 등에서 무엇인가를 경험하였기에 이처럼 말하는 것임에는 분명하다.

우선, 가장 가능성이 있는 것으로는 이전의 수면 내시경 등과 같은 시술 시 통증을 느끼거나 수면이 충분히 이루어지지 않은 경험을 주로 이야기 하는 것을 미루어보아 아마도 본인에게 적절한 용량의 약물이 투여되지 않은 것이 주원인이라 생각된다.

일반적으로 정맥마취제나 진정제 등과 같은 주사 약물은 체중 kg당의 용량으로 주사된다. 예를 들어, 흔히 사용되는 정맥마취제의 일종인 펜토탈(pentothal)은 체중 kg당 4~5mg을 주사하고, 요즘 많이 사용되는 정맥마취제인 프로포폴(propofol)은 체중 kg당 1~2.5mg 정도를 주사한다. 이 적정 용량에서 보듯이 약물의 용량에는 획일적인 용량이 아닌 용량의 범위가 있다. 이는 경우에 따라서 용량을 적게 주어야 하기도 하고 많이 주어야 하기도 한다는 이야기다.

따라서 환자의 나이나 신체 상태 등에 따라 적절한 용량을 투여해야 진정한 수면 혹은 마취 상태가 된다. 적정 용량보다 적게 투여하게 되면, 환자는 마취가 되지 않았다는 등 무엇인가를 느끼는 경험을 하게 되는 것이다. 물론 적정 용량보다 많은 용량을 투여하게 되면 혈압 감소, 심박동수 변화 등과 같은 부작용이 발생한다. 따라서 마취통증의학과 의사는 환자의 나이와 신체 상태 등을 고려하여 적절한 용량의 약물을 투여하게 된다. 예를 들면, 노인은 전체 혈액의 양이 적으므로 용량을 줄이고 여성인 경우에는 남성보다 약간 많은 용량을 사용한다.

일반적으로 수면내시경 등과 같은 간단한 시술 시에는 마취통증의학과 의사가 관여하지 않고, 시술자가 직접 약물의 용량을 결정하여 투여하게 된다. 이 때 약물과 환자 상태에 대한 이해 없이 관습적인 용량을 투여할 경우 수면 혹은 마취가 되지 않는 상태가 될 수 있다. 이로 인하여 본인이 마취가 잘 되지 않는 체질이라 느낄 수 있는 것이다.

그러나 마취통증의학과 의사는 사용하는 약물의 체내 흡수 및 분포,

배설 등에 대한 전문적인 지식을 가지고 투여하므로 안전한 마취를 유도하므로 이에 대해 염려할 필요는 없다.

결론적으로, 마취가 잘 되지 않는 체질이라는 것은 없으며 전문성 있고 경험 있는 마취통증의학과 의사에 의해 시행되는 마취는 완벽하면서도 안전하다.

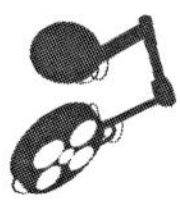

03
마취 전 왜 금식을 하나요?

얼마 전 아침 금식을 하고 종합 검진을 받은 적이 있다. 평소 아침 식사를 꼬박 꼬박 챙겨 먹지 않는 편인데도 막상 금식을 하고 검진을 받으려니 왜 그리도 배가 고픈지…. 아마도 마취를 받기 전에 금식을 하는 환자들은 더욱 이러한 느낌을 받을 것이다.

마취 전 금식은 환자의 안전을 위하여 시행해야 하는 기본적인 절차이다. 한번은 소아마취를 하는데 아이가 마취에서 회복되면서 소화되지 않은 위장의 내용물이 입으로 거꾸로 올라와 저산소증이 발생해 상당히 위험한 경우가 있었다. 나중에 알아보니 아이의 할머니가 아이가 수술 시 힘들 거라며 음식을 든든히 먹여야 한다고 금식을 지키지 않았던 것이다. 다행히 아이는 별 문제 없이 회복되었지만 자칫 생명이 위독한 경우까지 발생할 수 있었다.

마취 전 금식을 해야 한다는 것은, 일반적으로 널리 알려져 있으나 그 자세한 이유에 대해서는 아직까지 많은 사람들이 모르고 있다. 마취 전에 금식을 하는 기본적인 이유는 '흡인성 폐렴(aspiration pneumonia)'을 예방하기 위해서이다. 흡인성 폐렴이란, 위장 속의 음식물이 거꾸로 입안으로 올라와 이것이 기관지로 들어감으로써 발생하는 폐렴을 말하며 경우에 따라서는 치명적일 수 있다. 이는 마취를 시작하거나 마취를 깨울 때 주로 발생하는데 전신마취를 시행할 경우 환자의 의식이 없으므로 '기침 반사' 등과 같은 반사 기능이 사라져 기관지로 들어갈 수 있기 때문이다. 즉, 의식이 있는 사람은 기침을 하여 입안의 내용물이 기관지로 들어가는 것을 막을 수 있는데 마취돼 있는 환자는 그러지 못하기 때문이다.

1950년대 마취로 인한 사망의 10~20%가 흡인성 폐렴때문이었다. 그러나 미국마취과학회 보고에 의하면 지금은 약 7,000명 중 한명 정도로 발생하고 마취 10만 건 중 한명 정도가 이로 인해 사망한다고 한다.

마취 전 금식은 비단 전신마취뿐만 아니라 '척추마취'나 '경막외마취' 등과 같은 경우에도 적용된다. 이는 예상치 못한 자극이나 상황에 따라 생길 수 있는 응급상황에 대비하여 금식을 하는 것이다. 이러한 흡인성 폐렴의 발생을 증가시키는 위험인자로는 복압 증가, 식도 역류성 질환, 비만 등이 있다.

마취 후에도 잠시 금식을 하는 것은, 의식이 완전히 돌아온 후 물이나 음식물 섭취를 하는 것이 안전하기 때문이다.

적절한 금식 시간에 대해서도 많은 연구들이 진행돼 왔는데, 나이와 먹는 음식의 종류에 따라 금식해야 하는 시간이 달라진다. 성인의 경우 고형음식은 8시간, 유형음식은 4시간, 소아의 경우 고형음식은 4시간, 유형음식은 2시간이 일반적이다. '고형음식'이란 일반적인 식사나 음식과 같은 것이며 '유형음식'이란 물이나 음료수 같은 것을 의미한다. 오렌지 과립과 같은 입자가 있는 음료수는 고형음식으로 간주된다. 입자가 없는 음료수나 물 등은 전신마취 2시간 전까지 섭취 가능하다.

그러나 흡인성 폐렴의 위험에 대한 책임 등으로 인하여 아직까지 고형이나 유형에 관계없이 많은 병원들이 관례적으로 성인은 8시간 이상, 소아는 4시간 이상의 금식을 시행하고 있다. 이로 인하여 평소 복용하던 고혈압약이나 당뇨약 등을 수술 당일 날 복용하지 못하게 되는 잘못된 일이 발생하는 경우도 허다하다.

04
전신마취 받기 전에 먹으면 좋은 한약이 있나요?

연세가 있는 분이나 한약을 사랑하는 분들 중 간혹 수술과 마취를 받기 전에 먹으면 좋은 것이 무엇인지를 물어 오는 경우가 있다. 때로는 곰탕을 드시는 분, 보신탕을 드시는 분, 한약을 드시는 분 등등 참으로 다양한데 체력 및 기력 회복에 관심이 많기 때문에 생기는 의문일 것이다.

필자가 어떤 포털 사이트에서 검색해 보니, 아닌 게 아니라 수술 및 마취에 좋다는 많은 음식들이 나와 있었다. 이 음식들을 다 섭취하면 그 부작용 또한 만만치 않으리란 생각마저 든다.

예로부터 우리나라 사람들은 몸에 좋은 영양식이나 보양식에 대해 상당히 민감하다. 지금도 몇 천원, 몇 만원 나오는 진료비는 아까워하면서 수십만 원 하는 한약이나 보양식은 아까워하지 않으니 말이다.

결론부터 말하자면 수술과 마취 받기 전에 특히 좋은 음식은 따로 없다. 물론 영양 상태가 안 좋을 경우에는 그 자체가 문제가 될 수 있기는 하지만.

오히려 한약 같은 경우는 부작용을 일으킬 수 있으므로 수술 2주전에 복용을 중단하는 것이 좋다는 권고도 있다. 한의학적으로 보면 폐에 좋은 음식, 신장에 좋은 음식, 간에 좋은 음식 등 다양한 음식들이 소개되기도 하지만 수술 및 마취를 받는 환자들에게 단기적으로 이러한 효과를 기대하기는 어렵지 않을까 하는 생각이다. 결국 수술 전에 충분한 열량, 아미노산, 단백질 등이 풍부한 음식 섭취가 이루어지면 아무런 문제가 없으며 수술 후 상처를 잘 낫게 하는데 있어서도 통상적인 식사를 골고루 하면 된다고 보면 된다.

필자가 한의학을 저평가고자 하는 것은 아니다. 양의학으로 해결하지 못하는 진료 부분을 한의학으로 해결하는 경우도 많고 양의학의 과학적 이론으로 해결하지 못하는 것을 한의학으로 해결하는 부분 또한 있기 때문이다.

그러나 한약에 사용된 성분들이 오히려 환자에게 해로울 수도 있는데 일부 한약 성분들은 출혈을 증가시키고 심박동수 및 혈압에 영향을 미칠 수 있으며 약물에 대한 신체 반응에 변화를 일으킬 수 있기 때문이다. 예를 들어 한약제 중 가장 많이 사용된다는 감초(甘草, licorice)는 혈압 상승, 부종, 간 및 신장 손상 등이 발생할 수 있으며, 천식이나 건초열 등에 사용되는 마황(麻黃, ephedra)은 혈관 수축을 일으키며 심박동수와 혈압을 증가시키고 몸의 대사를 증가시킨다. 마늘(garlic)은 혈압의 변화와 출혈 증가를, 생강(ginger)은 출혈 증가를 특히 아스피린 복용 환자에게 출혈 증가를 야기할 수 있다. 한편, 인삼(ginseng)은 불면증, 흥분을 일으킬 수 있으며 심장에도 악영향을 미칠 수 있다.

마취통증의학과 의사는 체중, 수술 시간 등에 따라 약물을 적절한 용량으로 사용하는데 한약은 이러한 약물의 사용에 영향을 미칠 수 있으며, 심박동수 및 혈압의 변화를 초래하고 간에서의 약물 대사를 변화시킬 수 있다.

따라서 한약에 관심이 있으면 수술 전 이에 대한 전문적인 지식을 가진 양의사와 한의사 모두에게 문의하고 적절히 복용하는 것이 좋을 듯하다.

05
전신마취를 받는데 왜 속옷을 벗게 하는가요?

수술실에 들어갈 때 속옷까지 모두 벗고 환자복만 입은 채 들어가는 경험을 한 환자들이 많을 것이다. 수술 시 왜 속옷까지 모두 벗게 할까? 심지어 얼굴, 팔, 다리를 수술하는데도? 이는 수술 시 발생할 수 있는 응급 상황을 대비해 오래전부터 시행돼온 관행이라 할 수 있다.

수술실에 들어갈 때 속옷을 벗고 헐렁한 병원복 하나만 걸치고 들어가는 것은 분명 환자에 따라서는 다소나마 수치심을 느낄 수도 있다. 특히, 여성은 더욱 그러할 것이다. 이러한 이유로 많은 분들이 그 이유에 대해 궁금해 한다. 여기에는 몇 가지 이유가 있다.

우선 수술 및 마취 시 환자의 심장을 감시하기 위해 기본적으로 '심전도(electrocardiograph)'라는 장비를 마취 전에 가슴 부위에 3개의 전극을 부착하게 된다. 이때 여성에게는 브래지어를 벗게 하는데 전극 부착 시 가슴이 노출되기도 한다. 또한 약 3시간 이상의 장시간 수술이나 응급 상황 시 소변 줄을 거치할 수도 있기 때문에 이를 위해 속옷을 미리 벗게 하는 것이다.

하지만 요즘은 심전도 전극을 부착할 때도 가슴을 완전히 노출시키지 않고 간호사가 옷 밑으로 손을 넣어 전극을 붙이는 것이 일반적이다. 또한, 그 부위가 수술 부위가 아닌 경우에는 속옷까지 벗도록 하지는 않는 경향이다. 예를 들어 코 수술을 하는데 팬티를 굳이 벗고 수술실에 오게 하지는 않는다. 환자의 프라이버시가 그만큼 존중받도록 되어 있다.

의료인들은 수술실 내에 들어오는 환자에 대해 사사로운 감정이 전혀 없이 신체를 그저 신체로만 생각한다. 그러나 환자들의 입장에 서서 이러한 점에 대해 좀 더 관심을 가지고 세밀한 배려를 하는 것 또한 의료인들이 해야 할 일이 아닐까 생각한다.

06

마취 시 화장을 지워야 하나요?

많은 여성들이 화장을 하지 않은 맨얼굴을 남들에게 보이기 싫어하는 듯하다. 그래서인지 수술실 들어오기 전에 화장을 꼭 지워야 하느냐고 묻는 여성들이 많다. 수술실에 들어가는 여성에게 화장을 지우라고 하는 것은, 이 책 앞부분에서 소개한 봉숭아 물과 마찬가지로 전신마취 중 환자의 얼굴 피부 색깔로 환자의 상태를 파악하기 때문에 과거부터 내려온 관습 중의 하나이다. 하지만 요즘은 각종 환자 감시 장치의 도움으로 얼굴 피부 색깔만으로 환자의 상태를 파악하는게 아니므로 굳이 화장을 모두 지우라고 권하지 않는 추세이다. 필자 역시 마취하는데 있어 여성들의 화장을 적극적으로 제지하는 편은 아니다.

그러나 수술실에 들어갈 때 굳이 진한 화장을 하고 들어갈 이유는 없지 않을까? 그리고 잠시나마 맨얼굴에 대한 나만의 자신감을 가져보는 것은 어떨까?

07
틀니는 꼭 빼세요

전신마취 합병증 중의 하나로 가장 흔히 볼 수 있는 것이 치아 손상이 아닐까 생각한다. 약 1,000건의 전신마취 중 1건 정도 발생하고, 이 치아 손상은 마취와 관련된 소송의 1/3을 차지한다고 한다.

전신마취 시에는 뒤에 자세히 설명하겠지만 '기관내삽관(氣管內挿管, endotracheal intubation)'이라는 시술을 하게 된다. 이는 환자의 수면을 유도한 후 입을 통하여 '후두경(喉頭鏡, laryngoscope)'이라는 도구로 기도(氣道)에 기관내튜브라는 부드러운 관을 꽂는 시술로, 이 관을 통해 마취가스와 산소를 공급하게 된다. 이 시술 시 후두경이 치아와 접촉하게 되는데 후두경이 금속 혹은 딱딱한 플라스틱으로 만들어져 있어, 치아에 힘을 많이 줄 경우 치아가 손상될 수도 있다. 특히, 틀니의 경우 손상만이 아니라 시술 시 아예 빠질 수도 있기 때문에 틀니는 마취 전에 반드시 미리 빼야 한다.

그리고 간혹 평소 치아가 흔들리는 환자들이 있는데, 이러한 경우 치아가 손상되거나 빠지는 일이 더 자주 발생하므로 마취 전에 미리 의료진에게 알려주는 것이 좋다. 아주 드물지만 정상 치아를 가진 경우에도 환자 기도의 해부학적 특성으로 인해 기관내삽관 시 치아에 손상을 주어 치아가 흔들리거나 빠지는 경우가 있다. 따라서 이미 흔들리고 있는 치아의 경우에는 더욱 세심한 시술이 요구된다.

대개 마취통증의학과 의사들이 후두경으로 치아 손상을 잘 피하고 기관내삽관을 가장 잘 하는 의사이기는 하나, 환자의 치아 상태 그리고 기도 상태에 따라 치아 손상은 자주 발생할 수 있는 합병증이다.

이외에도 치아 손상의 1/4 정도는 구강 기도유지기 삽입이나 입안의 침을 제거하는 과정에서 발생할 수 있다. 크라운이나 브릿지 등과 같은 경우에도 정상 치아만큼 튼튼하지 않으므로 손상 가능성이 높다고 할 수 있다.

어른만이 아니라 어린이들에게도 전신마취 시 치아 손상이 따를 수 있다. 특히, 젖니에서 손상이 간혹 발생한다. 치아 손상은 앞쪽 위 치아에서 많이 발생하므로 특히 이 부위 치아들의 치료를 받은 경우 마취 전에 의료진에게 미리 이야기 하는 것이 좋다. 이는 치아 상태에 따라 기관내삽관을 시행하지 않는 마취로 전환하면 도움이 될 수 있기 때문이다.

또한 급한 수술이 아니면 충치, 부러진 치아 등과 같이 치아 상태가 아주 좋지 않을 경우 미리 치과 의사의 진료를 받아보는 것도 도움이 된다. 치아 손상은 후두경만이 아니라 마취 회복 시 환자가 기관내튜브를 깨물면서 발생하기도 하므로 마취통증의학과 의사는 환자가 충분히 깨기 전에 미리 기관내튜브나 기도유지기를 제거하는 것이 치아 손상 예방에 도움이 된다.

치아가 빠지면 가장 위험한 것이, 빠진 치아가 기관지나 폐로 들어가 폐렴 등과 같은 위험이 발생할 수 있으므로 이때 흉부사진촬영을 하여 기관지나 폐로 들어가지 않았는지도 확인해야 한다.

한 가지 흥미로운 보고에 의하면, 마취통증의학과 전공의 연차(年次)에 따른 치아 손상 발생 빈도에 차이가 나타나지 않는다는 점이다. 이는 결국 환자 치아 상태 자체가 치아 손상의 가장 큰 요인임을 의미한다.

08
마취 시 장신구는 빼 주세요

수술실에 들어오기 전에 병실에서 목걸이, 귀걸이, 핀, 반지, 시계 등과 같은 장신구들을 모두 제거하도록 하는데 그 이유는 무엇일까?

대부분의 수술 시에는 지혈을 위하여 '보비(Bovie)'라고 부르는 전기소작기를 흔히 사용한다. 이때 몸에 쇠붙이가 있으면 이로 인하여 화상을 입을 수도 있기 때문이다. 간혹 드물기는 하지만 쇠붙이 장신구가 몸에 없음에도 불구하고 전기소작기의 오작동이나 부주의로 인하여 환자에게 화상이 발생하는 경우도 있다. 요즘은 피어싱도 많이 하는데 보비를 사용하는 전신마취 시에는 이 역시 제거하는 것이 좋다.

09

전신마취 시 콘택트렌즈를 빼야 하나요?

콘택트렌즈 유용성의 발표는 이미 1800년대 후반부터 알려지기 시작하였으며, 요즘은 시력 교정만이 아니라 써클렌즈와 같이 미용적 목적으로도 많은 사람들이 착용하고 있다. 전신마취를 받을 경우 안경과 함께 콘택트렌즈도 빼놓고 수술실에 들어가는 것이 좋다.

전신마취를 유도할 때 환자가 잠 들게 한 후 안면 마스크라는 것을 얼굴에 덮어 산소 공급을 하게 되는데 이때 안면 마스크를 얼굴에 누름으로 인해 콘택트렌즈가 움직이거나 찢어질 수 있으며 이때 눈, 특히 각막에 상처를 줄 수 있다. 이 상처는 콘택트렌즈를 빼면서 생기는 상처와 같다고 보면 된다.

그러나 콘택트렌즈를 굳이 하고 마취를 받고자 한다면 미리 의료진에게 이야기 해야 한다. 만약 환자가 콘택트렌즈를 착용하고 있다면 마취통증의학과 의사는 안면 마스크를 조심스럽게 사용하고 또한 눈을 테이프나 밴드로 덮어 보호해야 한다. 또한 안연고나 인공눈물을 투여하여 눈의 상처나 마름현상을 막아주어야 한다.

결국 가능하면 콘택트렌즈를 빼고 수술실에 오는 것이 좋으나 그렇지 않다면 미리 의료진에게 콘택트렌즈를 착용하고 있음을 알려 주는 것이 본인의 눈 손상을 예방하는데 좋다.

10
전신마취를 받으면 우리아이 머리가 나빠지진 않나요?

필자가 근무하는 병원의 특성상 소아마취를 많이 시행하는데 간혹 아이들의 부모가 전신마취를 받으면 아이의 머리가 나빠지는게 아닌가 하는 질문을 종종 한다. 아마도 소아마취를 할 때 가장 많이 받는 질문일 듯하다. 이러한 질문은 어른들에게서도 가끔 듣는다. 이 의문점은 과거 '에테르(ether)'라는 흡입마취제를 쓰던 1970년대, 기억력 저하나 건망증 등의 발생 가능성이 있음으로 인해 시작되지 않았나 싶다. 에테르 마취는 학창시절 개구리 실험을 할 때 주로 쓰던 마취약제이다.

그러나 결론적으로 말하면 요즘은 외상이나 기존 뇌혈관 질환 등이 없는 환자라면 전신마취를 받는다고 해서 머리가 나빠진다는 근거는 전혀 없다. 아마도 전신마취를 받으면 그때의 기억이 없어지고 회복 시에도 혼미한 상태가 되므로 이러한 부정적인 궁금증을 갖게 된 이유가 아닐까 싶다.

마취통증의학과 의사의 입장에서 볼 때 머리가 나빠진다고 하면 인지기능이나 학습기능 등을 담당하는 대뇌 특히 '해마(海馬, hippocampus)' 부위의 손상을 생각하게 된다. 대뇌 손상은 대뇌 세포에 산소 공급이 부족해지면 생기게 되는 허혈성 손상이 발생할 수 있는데 이때 산소 부족 정도나 이의 지속시간 등이 결정적인 영향을 주게 된다. 그러나 전신마취 시에는 산소 공급을 실시간으로 감시하는 맥박산소포화측정기가 항상 사용되고 대기 중의 산소 수치인 20%보다 높은 약 33~50% 정도의 고농도 산소를 사용하므로 마취 자체에 의한 산소 공급 부족은 완전히 예방된다고 생각하면 된다.

또한 요즘 사용되는 마취약제는 과거 사용된 에테르와는 달리 작용 시간이 짧고 체내 축적이 거의 없기 때문에 마취약제에 의한 영향도 완전 배제될 수 있으며 마취약제가 오히려 뇌혈류량을 증가시켜 뇌세포를 허혈성 손상으로부터 보호하는 역할도 한다. 게다가 전신마취를 반복하여 여러 차례 받는 경우에도 머리가 나빠진다는 임상적 근거는 없다.

물론 수술과 마취를 자주 받는 것 자체가 몸에 이로울 것이 없지만 결론적으로 마취 및 마취약제 투여로 인하여 머리가 나빠지지는 않는다. 일반인의 우려대로라면 매일 마취약제에 노출되어 사는 필자는 어떻게 될까? 마취 인생 20년이 지났건만 아직 나름 기억력이 좋은데 말이다.

11
수술실 들어가기 전에 맞는 주사가 뭐예요?

수술실에 들어가기 전에 엉덩이에 주사를 맞는데 어떤 주사일까?. 이 주사는 크게 두 가지로 나누어진다. 하나는 항생제이고 다른 하나는 '마취전투약(痲醉前投藥, premedication)'이라고 하는 것이다. 항생제는 수술에 따른 감염을 예방하기 위해 수술 전부터 주사한다.

그럼 마취전투약이란 무엇일까? 마취전투약은 말 그대로 마취를 잘 하기 위하여 마취 전에 몇 가지 약물을 투여하는 것을 의미하는데 일반적으로 마취 30분 전에 근육에 주사한다. 마취전투약은 진정제를 주사하여 환자를 안정시키는 것이 주된 목적이다. 이외에도 마취유도 시 환자 몸에서 일어나는 반사작용이나 부정맥 등의 발생을 감소시켜 마취를 부드럽게 유도하려는 목적도 있다. 또한 마취에 사용되는 주된 마취약제의 양을 감소시키거나 수술 후 통증, 침 분비, 구역질이나 구토 등을 감소시키는 목적 등으로 주사한다.

이러한 마취전투약은 근대의 마취 시 일상적으로 투여하는 것이 원칙이었다. 한 예로, 과거 사용된 흡입마취제에 의한 입안의 분비물 감소를 위하여 아트로핀(atropine)과 같은 약물이 거의 예외 없이 투여되었다. 그러나 근래에는 물론 찬반의 의견이 대립하고 있긴 하지만, 마취약제 및 마취기술의 발달로 마취전투약을 항상 시행하지는 않는 경향이다. 그러나 아직까지도 상용적으로 마취전투약을 시행하는 병원들이 많다. 마취전투약의 가장 중요한 목적 중의 하나가 환자의 안정 및 진정이므로 마취전투약을 하는 것보다 환자와 의사간의 자세한 설명 및 이해가 훨씬 더 효과적이라는 연구 결과가 보고되어 있다.

한편 소아의 마취 전 불안은 소아 자신뿐 아니라 부모에게도 불안을 함께 일으킬 수 있으며 마취 동안 심박동수나 혈압 등이 안정되지 않는 상태가 될 수 있다. 이때문에 소아에게도 마취전투약이 시행되며 수술실에 부모가 함께 들어오는 등의 방법으로 아이와 부모의 불안을 같이 감소시키는 방법이 시행되고 있다. 필자도 아이들의 마취 시에는 항상 부모가 수술실에 함께 들어와 아이가 잠자는 것을 보고난 후 수술실을 나가도록 한다. 이 방법은 부모들이 비교적 만족스러워 하며 아이들도 덜 불안해 하는 일석이조의 효과를 가진다.

12
무통마취가 뭐예요?

최근 '무통마취'라는 말을 의료인이나 환자들이 많이 사용한다. 아이러니한 것은 마취라는 단어 자체가 통증이 없는 것, 즉 무통을 의미하는데 무통마취란 말이 사용되는 것이 '역전앞'이나 '처갓집' 등과 같은 단어처럼 이중적 의미의 단어인 것이다. 언제 어디서부터 이 단어가 사용되기 시작했는지 알 길은 없으나, 아마도 의료인들이 환자들의 이해를 돕는 과정에서 사용된 말이 아닌가 싶다.

흔히 말하는 무통마취란 통증이 없는 상태에서 환자의 수면을 유도하는, 즉 환자는 통증과 기억이 없는 상태에서 시술 혹은 수술을 받는 것을 의미한다. 다시 말하면 환자들에게 가벼운 수술 시 마취를 아주 얕게 하여 통증이 없으면서 기억도 없음을 강조하고자 사용된 것이 아닌가 싶다.

요즘 무통마취라는 말은 위장내시경이나 대장내시경 등과 같은 간단한 시술 시 수면을 유도하여 기억이 없는 상태에서 시술을 하는 경우 가장 많이 사용되며 흔히 '무통내시경'이라는 단어로 환자들에게 설명하곤 한다. 또한 국소마취 혹은 얕은 전신마취를 시행하면서 환자의 수면을 유도하는 경우에도 간혹 무통마취라는 말을 사용하기도 한다.

수술에 따라서는 전신마취가 아닌, 수술 부위만을 마취하는 국소마취를 시행하기도 하는데 이때 환자의 불안감을 없애기 위해 정맥마취제를 투여하여 환자를 잠재우는 방법을 사용하기도 한다. 이렇게 되면 환자는 통증이 없음과 동시에 정맥마취에 의하여 잠을 자게 되어 불안감도 없어지게 되는 것이다.

엄격히 말하면 무통마취란 주로 간단한 수술이나 시술 시 수면 혹은 진정의 개념을 강조하는 것이다. 이때 사용되는 대표적인 정맥마취제로는 '미다졸람(Midazolam)'이나 '프로포폴(Propofol)'이 있다. 그러나 이들 정맥마취제에 의한 수면 유도는 혈압의 변화와 함께 무호흡 혹은 저호흡 등의 호흡관련 합병증을 일으킬 수 있다. 따라서 이 방법 역시 환자 감시 장치를 부착한 상태에서 경험 있는 마취통증의학과 전문의의 감시 하에 시행되어야 안전하다. 무통내시경을 받다가 사망한 환자들이 전국적으로 연간 10여 명으로 보고되고 있으니 무통마취가 아무리 간단히 시행된다고는 하나 그 위험은 생각보다 훨씬 높으며 전문의의 관리가 필요한 이유가 바로 여기에 있다.

한 보도에 의하면 2008년 이후 무통마취로 인한 사고 발생이 23명이었는데 이 중 18명이 사망하였고 5명이 뇌손상 및 전신마비를 일으켰다고 한다. 결국 큰 수술, 작은 수술은 있어도 '큰 마취', '작은 마취'는 없다는 것이다.

13

마취 시 헛소리를 하거나 잠버릇이 나오면 어쩌나?

한번은 어떤 환자가 전신마취하면 잠을 자게 되는데 이때 잠버릇도 나오는지를 물어 온 경우가 있었다. 그 환자의 잠버릇이 좀 특이한 모양이다. 그러나 전신마취는 일반 수면과는 전혀 다르기 때문에 이런 걱정은 할 필요가 없다.

일반 수면과는 달리 전신마취는 수술적 자극이 가해져도 즉, 칼로 피부를 절개해도 움직임이나 통증 등과 같은 반응이 전혀 없을 정도의 깊이로 시행된다. 경우에 따라서는 근육이완제를 함께 투여하므로 몸의 움직임이 전혀 없다. 근육이완제에 대해서는 뒤에 자세히 설명하기로 한다. 결국 잠버릇이 아무리 고약하다고 해도 전신마취 후 전혀 움직이지 않는 상태가 되기 때문에, 설령 밤새 온 방안을 돌아다니며 잠을 자는 고약한 잠버릇이 있더라도 이러한 현상은 나타나지 않으므로 걱정할 필요가 전혀 없다.

한편, 잠버릇과 마찬가지로 수면마취나 전신마취를 받을 때 나도 모르게 헛소리를 하면 어쩌나 하고 걱정하는 환자들도간혹 있다. 헛소리란, 자신의 이성 혹은 의도와는 관계없이 잠결이나 술김에 하는 말을 이른다. 마취 시 이를 걱정하는 것은 혹시라도 나만의 마음속에 둔 생각이 툭 튀어 나오지는 않을까, 아니면 나도 모르게 이상한 말을 하지는 않을까 하는 걱정에 의한 것일 것이고 또 마취가 깬 후 왠지 부끄러운 느낌이 들 것이라는 생각 때문일 것이다. 인터넷상에서도 '마취 후 헛소리'라는 문구를 검색해보면 제법 우습기도 하고 황당하기도 한 자신의 경험담이나 주위의 경험담을 올려놓은 글들을 많이 볼 수 있다. 이는 그만큼 수면마취나 전신마취 시 헛소리를 하는 경우들이 생각보다는 흔히 있다는 반증이며, 사실 그러하다.

사실 수면마취 시에는 투여하는 약물의 용량에 따라 차이가 날 수 있으나 헛소리를 하는 경우가 제법 있다. 많은 분들이 기억이 가물거리지만 뭔가 정상적이지는 않은 기분을 느끼고 어떤 말을 한 기억이 있다고들 하며, 본인이 무슨 말을 했는지 나중에 간호사에게 들어서 아는 경우가 대부분이다. 수면마취는 깊은 마취를 하지 않고 환자의 두려움이나 기억을 감소시키기 위한 일종의 진정 상태를 만드는 것으로, 전신마취에 비해 약물을 많이 투여하지 않는다. 따라서 헛소리를 하는 현상은 전신마취보다는 수면마취 시 더 많이 발생한다.

반면 전신마취 시에는 헛소리를 하는 경우가 비교적 적게 나타난다. 이는 전신마취 시 투여하는 약물의 양이 수면마취에 비해 많기 때문이다. 전신마취 유도 시 정맥마취제를 먼저 투여하는데, 이 경우 자신의 생각과는 관계없는 말을 하는 경우들이 가끔 있다. 그러나 대부분 '어지러워요', '약 냄새가 나는 것 같아요', '목이 따끔거려요' 등과 같은 아주 간단한 몇 마디 정도를 하고 곧바로 수면에 빠지게 된다. 따라서 자신이 부끄러울 정도의 헛소리를 마취유도 시 하는 것은 아니므로 걱정하지 않아도 된다.

그러나 전신마취 시에는 마취 회복 시기에 오히려 더 헛소리를 하는 경우가 많다. 마취약제 투여를 중단한다고 해서 환자의 의식이 바로 돌아오는 것은 아니며 투여된 마취 약제가 환자의 몸에서 대사가 되고 배설이 되면서 뇌와 혈액에 있던 약물 농도가 어느 정도 감소해야 의식이 돌아오게 된다. 이때 헛소리를 할 수 있는 것이다.

과거 사용하던 마취약제들에 비해 요즘 사용하는 흡입마취제나 프로포폴과 같은 정맥마취제는 투여 종료 후 빠른 시간 내에 의식이 깨끗하게 돌아오므로 과거보다는 헛소리를 하는 경우가 많이 감소하였다.

마취 후 헛소리에 대해서는 전혀 부끄러워하지 않아도 된다. 왜냐하면 마취 후 나타나는 헛소리는 귀여운 이야기가 대부분이고 설령 도가 다소 지나친 헛소리였다고 해도 의사나 간호사는 일상이기에 '그러려니…' 하고 지나가니까.

14 마이클 잭슨과 우유주사

2009년 6월 25일. 세계적 팝스타인 마이클 잭슨의 사망 소식에 전 세계가 놀랐다. 그의 사망 원인에 대해 많은 논란이 있었는데, 결국 정맥마취제의 일종인 프로포폴의 과량 투여에 의한 것으로 알려졌다. 또한 마이클 잭슨이 상습적으로 프로포폴을 사용해 왔다는 것도 드러났다.

국내에서도 몇 몇 연예인들이 이 약물을 중독적으로 투여받았다는 뉴스가 나왔으며, 일반인들에게도 그 중독성이 퍼져 '하얀 마약'이라고 부르기도 하며 색깔이 우윳빛이어서 '우유주사'라고도 한단다. 이러한 사실들이 세상에 알려지면서 프로포폴의 중독성이 의외로 심각함이 알려지게 되었다.

프로포폴(Propofol)은 1989년 개발되어 펜토탈(Pentothal)과 함께 요즘 가장 많이 사용되는 정맥마취제 중의 하나로 전신마취에서 만이 아니라 내시경과 같은 간단한 시술이나 수술의 수면마취 등에도 널리 이용되고 있다. 프로포폴은 작용시간이 짧고(수 분) 깨어날 때 머리가 맑은 상태로 깨어나는 특징을 가지며 적절한 용량을 사용하면 안전한 마취약제이나 과량 사용 시 호흡마비, 저혈압 등을 유발할 수 있어 위험할 수도 있으므로 항상 응급장치를 구비한 상태에서 마취통증의학과 의사의 감시 하에 사용해야 한다.

지난 10년간 식약청 통계에 의하면, 국내에서 프로포폴 투여로 인한 사망사건이 30건이 넘는다고 한다. 프로포폴은 투여 시 반무의식 상태를 초래하여 마치 마약을 투여한 것처럼 정신적 희열과 만족감을 느끼기도 하며, 정신적 의존성이 생겨 심각한 중독 상태를 야기할 수 있어 마약 대용약물로 악용되고 있다.

한때 강남의 몇 몇 의원에서 한 앰플에 수십만 원씩 받고 주사를 해주었다는 뉴스를 보고 의료인의 한 사람으로서 참으로 씁쓸함을 느꼈다. 최근 프로포폴 역시 마약제와 마찬가지로 관리 대상 약물로 지정된 것은 그나마 다행이다.

현재 프로포폴은 다른 마약류 약제와 마찬가지로 그 관리가 엄격히 이루어지고 있으며 특히 마취 중 사용하는 프로포폴은 철저한 관리 하에 사용되고 있다. 그러나 2012년 국정감사 자료에 의하면 마취통증의학과 의사가 있는 상태에서 프로포폴을 구입하여 사용하고 있는 병·의원은 10.7%에 불과하다고 한다. 즉, 프로포폴을 사용하고 있는 약 90%의 병·의원은 마취통증의학과 의사가 없는 상태에서 프로포폴을 투약하고 관리를 하고 있는 셈이다. 이는 결국 프로포폴 사용으로 인한 환자의 사망 사고와 직결되는 문제가 된다. 따라서 프로포폴의 잘못된 관리 및 사용이 많은 문제점들을 일으키게 되므로 차후 보다 엄격한 관리가 필요하다고 생각한다.

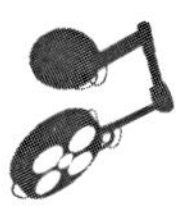

15
전신마취 후 아이에게 모유를 먹여도 되나요?

출산한 지 얼마 되지 않은 환자분이 수술실에 들어와 전신마취 후 아이에게 모유를 먹여도 되냐고 물었다. 아마 제왕절개술을 받는 산모들에게는 더욱 궁금한 점이 아닐까 생각한다. 이는 제왕절개술을 받을 때 투여되는 마취관련 약물들이 아이에게 해롭지 않을까 하는 염려 때문일 것이다.

모유 수유는 면역력 강화, 균형 잡힌 영양 공급, 그리고 엄마와 아이와 관계 형성 등과 같은 많은 장점이 있다. 그러기에 모유 수유는 아이에게 멋진 선물이 된다. 하지만 많은 엄마들이 수술 및 전신마취를 받은 후 임의적으로 수유를 끊는 경우가 있다. 의료인들도 전신마취를 받는 엄마들에게 마취 시 사용되는 약제, 항생제, 진통제 등으로 인하여 수유가 전혀 문제없다고 논리적으로 말하기는 어렵다.

사실 많은 약제들의 사용 설명서들을 보면 약물 투여 후 수유를 하지 말라고 권장하는 것이 많다. 하지만 대부분의 약물들이 안전함에도 불구하고 고전적으로 '혹시나' 하는 마음에 약물이 수유 시 아이에게 실제로 전달되는지 여부는 전혀 고려하지 않은 채 수유 중단을 권장하는 경우가 대부분이다.

그러나 엄마가 아이를 안을 수 있을 정도로 전신마취에서 회복된 후에는 모유 수유가 가능하다고 보면 된다. 이 정도가 되면 엄마 혈액 속에 남아 있는 약물의 농도가 아이에게 영향을 주지 않을 정도가 되기 때문이다. 좀 더 자세히 얘기하자면, 대부분의 마취약물이 지용성인데 이는 혈액보다 지방 성분이 많은 조직에 더 많이 녹아듦을 의미한다. 따라서 모유보다는 뇌에 지방 성분이 더 많으므로 엄마가 마취에서 깨어난다는 것은, 뇌의 약물 농도에 비하여 모유에서의 약물 농도가 더 적다는 것을 의미한다.

그리고 요즘 사용하는 마취약제들은 폐, 신장, 간으로 대사 및 배출이 빨리 된다. 따라서 아이가 모유에서 섭취하게 되는 약물의 양은 아이가 직접 마취를 받는 경우에 비하면 극도로 미약하다. 참고로 전신마취에 사용되는 약물들과 널리 사용되는 진통제(예를 들어 타이레놀 등)들은 수유에 영향을 미치지 않는다. 전신마취 시 흔히 사용하는 마약성 진통제는 약간의 주의를 요하나 아주 소량이 모유에 잔재하므로 이 역시 수유에 큰 영향을 미치지는 않는다. 또한, 통증이 모유의 분비를 감소시키므로 적절한 양의 진통제를 사용하여 통증을 제거하는 것이 오히려 수유에 도움이 된다.

그래도 미심쩍으면 사용되는 약물이 수유에 안전한지 의사와 상담하는 것이 좋다. 급한 수술이 아니면서 수유에 대한 염려가 많이 되는 경우라면 수술이 전신마취가 아닌 국소마취로도 가능한지, 아니면 아이가 좀 더 큰 후 수술해도 되는지 등도 의사와 미리 상담해 보는 것도 좋을 듯하다.

PART 02

마취 중 각성이란, 전신마취를 하였음에도 불구하고 수술 도중 몸은 마비되어 있는 상태에서 정신이 깨어 있고, 말은 하고 싶어도 하지 못하는 끔찍한 상태를 말한다. 이러한 마취 중 각성을 줄이기 위해서는 경험 많은 마취통증의학과 의사가 마취를 하는 것이 중요하다.

궁금한 마취 이야기 II

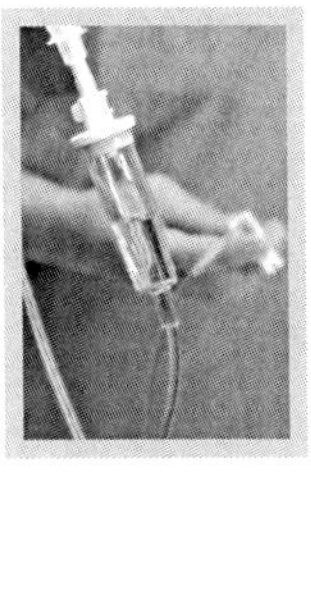

Life is a fatal complaint, and an eminently contagious one.

인생은 하나의 치명적 통증이며 아주 전염성이 강한 통증이다.

-올리버 웬델 홈스-

01
끔찍한 마취 중 각성

필자가 대학병원에 근무할 때 회복실에서 꽤 소란스러운 일이 벌어진 적이 있었다. 산부인과 수술을 받은 환자가 전신마취를 받는 중 수술실에서 나는 소리를 다 들었고 괴로웠다며 의료진에게 큰 소리로 불평한 것이다. 이러한 현상을 '마취 중 각성(anesthetic awareness)'이라 하는데 미국에서는 해마다 전신마취를 받는 환자들 중 약 2~3천 명이 이러한 현상을 경험한다고 한다.

몇 년 전 개봉한 외화 중 '어웨이크(Awake)'라는 영화가 있다. 전신마취 중 각성이라는 소재로 만들어진 영화로, 심장이식 수술을 받는 주인공 클레이가 마취 중 각성 상태에서 자신의 연인과 친구인 의사의 배신을 알게 된다는 내용이다. 국내 영화 중에도 비슷한 시기에 개봉한 '리턴(Return)'이라는 영화가 있다. 이 역시 심장 수술을 받은 후 마취 중 각성을 겪은 주인공이 수술 후 외상성 스트레스 장애를 겪는 내용이다.

'마취 중 각성'이란, 전신마취를 하였음에도 불구하고 몸은 마비되어 있는 상태에서 정신이 깨어 있고, 말은 하고 싶어도 하지 못하는 끔찍한 상태를 말한다. 즉, 뇌는 자각을 할 수 있어 수술의 고통을 그대로 느끼는 기막힌 상태로 의료진의 말이 들리고, 소독약을 바를 때 차가운 느낌, 살을 칼로 째고 장기를 만지는 느낌 등을 고스란히 느낄 수 있다는 것이다. 사실 마취 전 많은 환자들이 수술할 때 자신이 전혀 모르게 하느냐고 묻는데, 최근 위에서 소개한 두 영화 때문인지 이런 질문을 하는 경우가 더욱 늘어난 듯하다.

한 보고에 의하면, 현재 마취 장비 및 기술 그리고 마취약제의 엄청난 발전에도 불구하고 통계상 전신마취를 받는 환자 1,000명당 1~2명이 이러한 현상을 경험한다고 한다. 생각보다 상당히 높은 빈도로 발생함에는 틀림이 없다.

마취 중 각성을 겪은 환자의 대부분은 통증을 느끼지는 못하지만 소리를 들은 기억이 있다거나 꿈을 꾼 것과 같다거나 하는 정도이나 어떤 경우에는 심한 통증 경험을 호소하기도 한다. 더욱 심각한 문제는 수술 후 불안, 죽음에 대한 공포, 병원과 의사에 대한 거부감 등과 같은 '외상 후 스트레스(post traumatic stress disorder, PTSD)'나 우울증 같은 증세로 이어질 수 있다는 점이다.

마취 중 각성 현상은 제왕절개술, 심장 수술, 외상으로 인한 응급 수술 등에서 근육이완제를 사용하는 전신마취에서 많이 발생하는데 마취약제의 적절한 투여량의 부족, 심장기능 부전이나 많은 출혈에 의한 저혈량증 등과 같이 적절한 마취약제 투여가 어려울 경우(왜냐하면, 마취약제로 인하여 환자의 혈압이 급격히 떨어질 수 있기 때문이다.), 장기간 벤조다이아제핀, 코카인, 알콜 등과 같은 약물들을 복용한 환자들, 그리고 마취 시 약물 투여 자체의 잘못 등으로 인해 발생할 수 있다. 특히 제왕절개술의 경우는 태아에게 미치는 마취약제 영향을 최소화하기 위해 깊은 마취를 회피하기 때문에 이 수술 시 마취 중 각성발생 빈도가 비교적 높다. 심장 수술의 경우에는 수술 중 일시적으로 심장을 정지시켜 수술을 하는데 이때 마취 중 각성이 잘 발생한다. 위에서 말한 두 영화에서 발생한 마취 중 각성이 심장 수술을 배경으로 한 이유도 여기에 있다.

마취 중 각성은 결론적으로는 환자에게 적절한 '마취 깊이'를 유지하지 못한데서 비롯된다. 마취 깊이가 충분하지 못할 경우 환자에게 나타나는 증상은 심박동수와 혈압이 증가하고, 눈물이 나오며, 환자가 움직이게 된다. 하지만 근육이완제를 같이 사용한 경우에는 환자가 각성 상태에는 있으나 움직일 수 없는 상태가 되므로 이러한 증상들을 주의 깊게 파악하는, 경험 많은 마취통증의학과 의사가 마취를 하는 것이 마취 중 각성을 줄일 수 있다.

그러나 문제는 마취 중 모든 것이 정상인 경우에도 마취 중 각성이 발생할 수 있다는 점이며 현재까지 마취 중 각성을 완벽하게 감시할 수 있는 장비가 존재하지 않는다는 점이다.

최근 환자의 이마에 감지기를 붙여 분석된 뇌파를 수치화함으로써 진정 혹은 마취 깊이를 간접적으로 어느 정도 측정할 수 있는 감시 장치인 'BIS(bispectral index)'라는 장비가 사용되고 있다. 그러나 이 장비가 마취 중 각성의 빈도를 낮추기는 하지만 이에 대한 부정적인 연구 결과들도 있다. 게다가 이 장비의 값이 비싸고 의료보험이 적용되지 않는 문제 등으로 인하여 전체 전신마취 환자들을 대상으로 상용화되지는 못하고 있다.

02
뼈주사가 뭐예요?

간혹 '뼈주사'가 뭔지 물어 오는 경우가 있는데, 어떻게 대답해야할지 참 막막하다. 주로 한의원을 다녀온 환자들에게서 이 질문이 많이 나온다. 뼈가 얼마나 단단한데 그곳에다 주사를 찌른다고? 참으로 이해가 되지 않는 단어이다.

뼈주사란 단어가 어떻게 사용되기 시작했는지는 모르겠지만, 흔히 근골격근계의 통증을 제거하는데 사용되는 스테로이드 주사를 의미하는데 일반적으로 널리 사용되고 있고 심지어 의사들도 이 단어를 그대로 쓰는 경우가 많다.

그런데 이 뼈주사가 좋지 않다고 인식하고 있는데 이는 스테로이드를 많이 맞으면 좋지 않다는 생각 때문인 것 같다. 분명 맞는 말이지만, 의사의 정확한 진단과 함께 용량 조절이 제대로 된다면 그다지 염려할 필요는 없다. 물론 장기간 많은 양의 스테로이드를 투여 받으면 심각한 문제가 발생할 수 있으나, 이 역시 의사의 처방에 따라 적절히 사용하면 크게 문제 될 것이 없다. 요즘은 스테로이드 이외에도 히알루론산(hyaluronic acid) 혹은 자가혈청 등과 같은 약물을 관절에 주입하기도 하는데, 이를 '연골주사'라고도 한다.

다시 한 번 말하고자 한다. 뼈에는 주사를 놓지 않는다. 오히려 '관절주사' 혹은 '근골격 주사'라고 하는 것이 맞지 않을까?

03

임신 중인데 전신마취를 받아도 되나요?

임신 중 전신마취를 받는 것이 좋을 리 없다.

문헌에 의하면, 불가피하게 산모의 약 1.6%가 임신 중 각종 수술을 받는다고 한다. 간혹 아주 임신 초기일 경우에는 자신이 임신 상태인 줄 모르고 수술을 받는 경우도 있다.

임신 중 전신마취를 받게 될 경우 무엇보다 태아에 대한 걱정이 앞서며 이로 인하여 전신마취 받는 것을 꺼려하게 되는 것 역시 당연하다. 임신 시 기형 발생은 임신 1기 즉, 첫 3개월 이내에 발생 가능하므로 이 시기를 조심해야 한다. 따라서 응급수술이 아닐 경우 이 시기 이후로 수술을 연기하는 것이 좋다. 하지만, 응급수술과 같이 수술을 미루지 못할 경우가 간혹 있다. 급성 충수돌기염(흔히 맹장염이라고 함.)과 같은 것이 가장 흔한 예로 이는 임신 중 개복수술의 약 2/3를 차지한다. 이처럼 급성 충수돌기염과 같은 응급수술이 불가피할 경우 수술 및 마취 시 산모와 태아의 안전이 동시에 이루어져야 하는데, 이를 위하여 마취통증의학과 의사는 산모의 생리적 변화를 이해하고 있어야 하며, 태아 기형 발생이 우려되는 약제의 사용을 피하고 태아의 산소 공급을 적절히 하는 관리를 해야 한다.

흡입마취제 중 하나인 아산화질소(nitrous oxide)가 태아의 유전자 합성을 방해하여 기형을 초래할 수 있다는 동물 실험 보고가 있기는 하지만, 이는 장기간 과량 노출 시 생기는 것으로 그다지 염려할 것은 없다. 또한 현재 널리 사용되는 흡입마취제 혹은 정맥마취제 역시 기형 발생을 초래하지는 않는다고 보면 된다.

한 가지 유의할 점은, 임신 1기와 2기 수술 및 마취 후 자연유산 발생이 증가한다는 보고가 있다는 점이다. 수술실에서 마취약제에 장기 노출된 의료인들에게도 자연유산이 20~30% 증가한다는 보고가 있다. 이러한 자연유산의 증가가 직접적으로 마취약제에 의한 것인지 아니면 수술 및 수술 후 스트레스 등과 같은 다른 요인들에 의한 것인지 아직까지 명확하게 밝혀지지 않고 있다.

결론적으로, 자세한 원인은 확실하지 않으나 수술 및 마취 후 자연유산이 증가한다는 보고가 있으므로 응급수술이 아닌 경우에는 수술 및 마취를 임신 후반기 혹은 출산 후로 연기하는 것이 좋다. 피치 못할 응급수술인 경우에도 현재 사용되는 마취약제들이 태아의 기형 발생에 거의 영향이 없으므로 그다지 염려하지 않아도 된다. 임신 시 수술과 마취를 받을 경우 태아에 대한 영향은 약제보다는 다른 요인에서 찾아야 할 것이다. 오히려 수술을 하느라고 복부 장기를 만지거나 혈압이 감소하는 경우 태아에 더욱 영향을 미친다.

따라서 보다 중요한 것은 마취통증의학과 의사가 산모의 혈압 등을 최적 상태로 유지하여 태아로의 혈액 및 산소 공급이 충분히 유지될 수 있도록 하는 것이다. 물론 외과 의사도 환자의 복부 장기를 조심스럽게 다루어 자궁 및 태아에게로 가는 혈류에 최소한의 영향이 미치도록 해야 한다.

04
생리를 하는데 괜찮나요?

가끔 여성 환자들 중 수술 및 마취를 할 때 하필이면 그때 생리를 한다며 당황스러워 하는 경우가 있다. 미리 날을 잡아 놓은 수술이나 응급 수술일 경우에는 그 시기를 피할 수 없게 된다. '지금 생리기간인데 전신마취를 해도 괜찮은가'에 대한 질문을 간혹 받는다. 이론적으로는 생리 시 호르몬 영향으로 혈관이 확장돼 출혈이 증가한다. 또한 논란의 여지가 있기는 하지만 수술 후 구역질이나 구토 증상이 나타날 수도 있다. 그러나 그 정도가 심각한 정도는 아니다. 또한 생리 중 마취약제의 흡수, 대사, 배설 등과 같은 것에도 생리가 아닌 시기와 의미 있는 차이가 없다.

따라서 생리와 전신마취는 크게 문제되지 않는다고 보면 된다. 간혹 수술 및 마취 후 스트레스로 인하여 생리가 늦어지는 경우가 있기는 하지만 이 역시 곧 정상으로 돌아오게 되므로 크게 걱정하지 않아도 된다.

결국 생리는 여성에게 일상적이고 자연스러운 현상이며, 전신마취에 큰 영향을 미치지 않으므로 걱정하지 않아도 된다.

05
팔만 마취할 수 있나요?

손가락, 손, 혹은 팔을 다쳐 수술을 받는 경우가 있다. 이러한 환자들 중 전신마취가 두려워 팔만 마취해 달라는 분들이 있다. 이 경우 팔만 마취하여 수술하는 부위마취를 시행할 수 있다.

팔로 가는 신경은 목에서 시작되는 '상완신경총(brachial plexus)'이라는 신경다발로부터 나온다. 목이나 겨드랑이의 신경부위에 국소마취제를 주사하여 이 신경을 차단하면 전신마취를 하지 않고 수술 부위만 마취할 수 있는 것이다. 이러한 마취방법을 '상완신경총차단' 혹은 '상완신경총마취'라고 한다. 이 마취는 주로 손, 손목, 팔꿈치, 팔 등을 수술할 때 이용되는데 경험 있는 마취통증의학과 의사가 시술할 경우 큰 문제나 부작용이 없지만 아주 드물게는 혈관천자, 감염, 혈종, 신경손상, 기흉 등의 합병증들이 발생할 수도 있다. 경우에 따라서는 환자의 안정을 위하여 이 마취를 시행한 후 약간의 수면제나 진정제를 주사해 수술 동안 잠을 잘 수 있도록 하기도 한다.

이 방법 이외에도 '정맥부위마취'라는 것이 있는데 이는 팔이나 다리의 상부를 압박대로 묶고 그 이하 부위의 혈관에 국소마취제를 주사하여 팔이나 다리 부위만을 마취하기도 한다. 그러나 압박대의 압력에 의한 통증이 30분 정도 후부터 나타나기 시작하므로 수술 시간이 극히 짧은 수술에만 가능하다는 단점이 있다.

08
왜 수술하러 갈 때는 굵은 링거 바늘을 꽂나요?

수술실에 들어갈 때 링거용액을 꽂은 상태로 들어가는 것이 일반적이다. 링거용액을 꽂게 되면 '정말 내가 환자구나' 하고 새삼 느끼게 된다. 그런데 '이 바늘은 왜 이렇게 굵고 아프지?'라고 느낀 환자들이 많을 것이다.

일반적으로 링거용액의 투여는 금식으로 인해 체내에 부족해진 수액과 수술 중 필요한 수액을 공급하기 위해 시행된다. 또한 수술 및 마취 시 의료진은 언제 발생할지 모르는 모든 응급상황을 대비하게 되는데 이때 다량의 수액 투여나 수혈 등이 필요할 수 있어 평소 보다는 굵은 바늘을 꽂는 것이다. 즉, 굵은 바늘을 사용하는 이유는 바늘이 굵을수록 약물, 수액, 혈액 등을 빠르게 투여할 수 있기 때문이다.

일반적으로, 바늘의 굵기는 게이지(gauge)라는 단위를 사용한다. 가장 굵은 7게이지에서부터 가장 가는 33게이지까지 다양한데 숫자가 적을수록 굵은 바늘이다. 일반적인 링거 주사를 꽂기 위해서는 22게이지 혹은 25게이지 등을 흔히 사용하고 마취 시에는 비교적 굵은 18게이지나 20게이지 바늘을 사용한다.

물론 바늘이 굵으니 찌를 때 약간의 아픔이 있지만 환자 본인의 안전을 위한 것이라는 생각으로 널리 이해하면 좋을 듯하다.

09
수술 후 방귀를 뀌면 먹여라?

'방귀'는 방기(放氣) 즉, 공기를 방출한다는 말에서 유래되었다. 소장 및 대장에 평균 200ml 정도의 가스가 있는데 질소, 수소, 산소, 이산화탄소 등 400여 종의 물질로 구성돼 있다. 물론 방귀의 특이한 냄새는 암모니아 성분에 의한 것이다.

전신마취 후 방귀가 나온 후 식사를 하도록 하는 이유는, 전신마취 후 장의 움직임이 약해져 음식물을 항문으로 이동시키는 내장 운동의 하나인 '연동운동(蠕動運動, peristalsis)'이 중단될 수 있기 때문이다. 연동운동이 중단되면 음식의 이송과 소화를 할 수 없게 되는데, 장이 연동운동을 하는지를 확인해 주는 것이 바로 방귀이다.

그러나 요즘은 반드시 방귀가 나온 후 식사를 하게 하지는 않는다. 전신마취로 인한 연동운동의 감소가 그다지 심하지 않기 때문이며 청진기로 장이 운동하는 소리를 확인하면 방귀가 나오지 않아도 식사를 할 수 있게 한다.

10
꼬리뼈에 마취를 한다?

꼬리뼈에 마취를 한다는 말을 들어 보았을 것이다. 인간에게 꼬리뼈가 있는가? 인간에게 꼬리뼈가 있다고 가정하면 꼬리도 있어야 한다. 그러나 인간은 꼬리가 없으므로 꼬리뼈가 없다.

흔히 우리가 말하는 꼬리뼈란 척추의 가장 끝부분에 있는 4~5개의 척추 분절인 천골(sacrum)과 미골(coccyx)을 말하는데 엉치뼈라고도 하며 양측 엉덩이 사이 척추의 마지막 부분을 말한다. 이곳에는 '천공열공(sacral hiatus)'이라는 구멍이 있는데 이곳으로 국소마취제를 주사하여 마취를 하는 것을 '꼬리뼈 마취'라고 하며 의학적인 용어로는 '미추마취(尾椎痲醉, caudal anesthesia)'라고 한다. 이는 경막외마취의 연장으로 볼 수 있는데 주로 항문 주위의 수술이나 소아의 탈장 수술 등을 위한 마취에 자주 이용되며, 수술 후 통증을 줄여주기 위해서도 이용된다.

이 마취는 쉽게 시행될 수 있긴 하지만, 어른의 경우 천공열공을 찾기 어렵거나 막혀있는 경우가 많아 간혹 실패할 때도 있다. 따라서 임상에서는 꼬리뼈 마취 즉, 미추마취보다는 척추마취가 오히려 더 많이 시행된다.

11

침술로도 마취를 한다는데….

몇 년 전 인기 있는 공중파 프로그램에서 한 출연자가 팔딱팔딱 뛰는 고등어에 침을 놓아 수면마취 상태를 만드는 것을 본 적 있다. 고등어의 혈(穴)자리에 침을 놓는다고 하는데 참으로 신기한 장면이었다. 이것이 침술로 마취를 할 수 있다는 재밌는 예가 될 수 있을 것이다.

과학적인 학문을 배운 마취통증의학과 전문의로서 솔직히 침을 이용한 '침술마취(鍼術麻醉, acupuncture anesthesia)' 혹은 '침구마취(鍼灸麻醉)'를 전적으로 이해하기는 어려운데 이는 그 메카니즘의 근거와 결과가 아직 충분히 검정되지 못하고 있기 때문이다. 하지만 간혹 침술마취를 물어오는 경우가 있어 이에 대해 잠시 이야기하고자 한다.

침술마취의 기원은 삼국지에 등장하는 '화타(華陀)'라고 볼 수 있는데, 수술 시에 침술로 마취를 하였다고 후한서(後漢書)와 삼국지(三國志) 등에 기술되어 있다. 화타에 대해서는 나중에 자세히 설명하기로 한다. 현대 중국에서 나온 발표들을 보면 갑상선 수술이나 폐절제술 등과 같은 다양한 수술을 침술마취로 시행했다는 보고가 있기도 하다.

침술마취는 침구학의 한 분야로 특정한 혈자리에 침을 놓아 의식이 있는 상태에서 수술 부위만 마취하여 수술하는 방법으로 정의될 수 있다. 수술부위 근처나 경맥이 흐르는 혈자리에 놓는 체침마취와 각 부위별로 놓는 침술마취 등이 있다.

침술마취의 원리는 통증 감각을 마비시키는 것이 아니라 침을 이용해 얼얼한 진동감이 뇌를 선점하게 해서 수술 시의 통증이 뇌에 입력되지 않도록 하는 것이다. 경우에 따라서는 침에 전극을 연결해 미세전류를 흐르게 하여 마취 상태를 좀 더 오래 유지하기도 한다. 그러나 침술마취 시 환자는 의식이 있으므로, 이는 전신마취가 아닌 부위마취 혹은 국소마취의 일종으로 보면 된다.

이러한 중국의 침술마취는 1970년대에 세계적으로 알려지기 시작하였는데, 1972년 닉슨 대통령이 중국 방문 시 침술마취 후 수술받았다는 일화가 계기가 되었다고 하지만, 실제 닉슨 대통령이 수술을 받은 것은 아니었다. 당시 뉴욕 타임즈 기자였던 레스틴이 중국에서 맹장염 수술을 받았는데 수술 후 통증을 감소시키기 위해 중국 의사들이 침술을 시행하였고, 그 효과가 아주 만족스러워 이를 뉴욕 타임즈에 기사화하였던 것이다. 또한 평소 알고 지내던 사이인 키신저에게 자신의 이야기를 전했는데 키신저가 다시 닉슨 대통령에게 전하였고 이에 닉슨 대통령이 흥미를 가지게 되어 중국과 미국 의사들 간에 상호교류가 일어나면서 침술이 서구에 많이 알려지기 시작한 것이다.

국내에서는 1972년 경희대 한의과대학의 유근철 교수에 의하여 35세 맹장염 환자의 수술을 침술마취로 성공한 최초 사례가 경향신문에 게재된 바 있다. 환자의 다리와 복부에 10개의 침을 꽂고 침술마취를 유도하는데 약 45분 소요되었다고 한다(일반 전신마취는 5분 이내에 유도된다). 이 마취는 중국, 일본, 미국에 이어 세계 네 번째로 성공하였다고 당시 일간지에 보도되었다.

그러나 한동안 관심의 대상이었던 침술마취가 근래 들어서는 찾아보기 힘든 시술이 되었다. 그 이유는 아직까지 그 원리가 정확히 알려지지 않고 여러 가지 번거로운 조작과정이 필요하며 100% 환자에게 성공적으로 되는 것이 아니며 심지어 수술 도중 마취효과가 없어지는 경우가 있는 등의 제한점이 있기 때문이다. 또한 현대의 전신마취는 통증만을 없애는 것이 아니라 수술 중 환자에게 일어나는 제반 사항(호흡관리, 순환관리 등)을 모두 관리하는 것을 포함하는데 침술마취는 이에 한계가 있을 수 있다. 따라서 침술마취는 통증 감소 효과가 어느 정도 있을 수는 있지만 모든 수술에 적용될 수 있는 바람직한 마취 방법이라고 말하기는 힘들다.

우리나라 최초의 침술마취

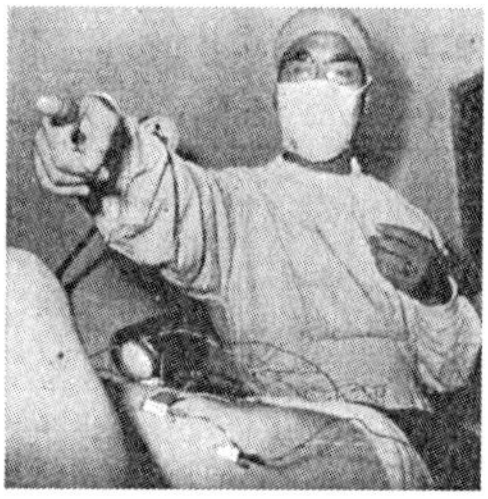

우리나라에서 침술마취 후 수술을 최초로 성공한 기사가 1972년 9월 11일 경향신문에 소개되었다. 당시 기사에 의하면, 동대문구 청계의원에서 경희대학 의대 한의학과 유근철 교수가 35세 맹장염 환자의 수술을 10개의 침으로 마취를 시행한 후 수술에 성공하였다고 보도되었다. 그러나 침술마취는 그 원리가 정확히 알려지지 않고 모든 환자에게 성공하는 것이 아니며 수술 도중 마취효과가 없어지는 경우가 있는 등의 한계로 인하여 현재에는 거의 시행되지 않고 있다.

12
웃음가스가 뭐예요?

'웃음가스'란 '아산화질소(nitrous oxide, N2O)'를 말하는데, 근대 전신마취의 시작과 역사를 함께 한 가스이다. 이 가스를 마시면 기분이 좋아진다고 해서 '웃음가스(laughing gas)'라고도 하며 근래에는 '수면가스'라고도 한다.

아산화질소는 전신마취 중 다른 흡입마취제와 함께 많이 쓰이는데 무색이며 냄새가 거의 없다. 1795년 영국의 의사이자 화학자인 데이비(Humphry Davy)가 아산화질소의 진정 및 진통효과를 발견하였으나 아산화질소를 외과 시술에 실제 적용하지는 못하였다. 이후 아산화질소는 흡입마취제의 일종인 에테르와 함께 향연이나 축제 등에서 기분을 좋게 하기 위한 목적으로 주로 사용되었다.

웃음가스라고 하는 아산화질소가 마취에 최초로 사용된 것은 1844년 치과의사인 웰스(Horace Wells)가 치아 발치 시 통증이 없음을 보고하면서 부터였다. 이후 콜튼(Gardner Quincy Colton)이 1만 명 이상의 환자에게 이 가스를 마취제로 사용하여 치아 발치를 하면서 널리 이용되기 시작하였다.

하지만 웃음가스는 진정 및 약간의 진통 효과가 있긴 하지만 그 자체로는 완벽한 마취약제로서의 역할은 못하며 주마취제를 보조하는 역할을 한다고 생각하면 될 듯하다. 치과에서는 잇몸을 건드릴 정도의 자극에는 통증을 느끼지 못하나 뼈를 자극할 때에는 웃음가스 자체로 완벽한 진통을 할 수 없어 국소마취를 겸하여 사용한다.

웃음가스는 호흡을 통하여 폐포로 들어가 혈액에 녹아들면서 그 효과를 발휘하게 되는데 공기 중에 가장 많이 있는 질소보다 혈액에 35배 정도 더 잘 녹는다. 따라서 수술이 종료되고 웃음가스 투여를 중단하게 되면 혈액에 녹아 있던 웃음가스가 폐포로 빠르게 차게 되어 폐포 내의 산소 농도를 감소시키게 되어 저산소증을 발생시키고 이차적으로 호흡 억제가 발생할 수 있는데 이를 '확산성 저산소증(diffusion hypoxia)'이라고 한다. 이를 예방하기 위해서는 웃음가스 투여를 마친 후 5~10분간 고농도의 산소를 공급해 준다. 따라서 웃음가스를 사용하는 경우 환자의 안전을 위해 이에 대한 전문적인 지식을 가진 의료인의 감시가 필요하다.

13

수술하고 나서 덜덜 떨려요

수술실에 들어온 환자 중 많은 분들이 '수술실이 왜 이렇게 춥지?'라고 가끔 말한다. 전신마취나 척추마취를 받고 나서 몸이 덜덜 떨리는 경우가 많은데 이에 대한 원인을 알아보자.

인간의 몸은 추우나 더우나 일정한 체온을 유지하려는 생리적 방어 메카니즘을 지닌다. 체온은 결국 우리 몸의 열 생산과 소비의 균형에 의해 나타나는 결과로, 체온이 정상이 아니면 몸의 효소 활동 이상이나 화학적 변화가 발생한다.

체온 조절 기능은 인체의 뇌 속에 있는 '시상하부(視床下部, hypothalamus)'라는 부위에서 조절되며 37℃ 정도로 일정하게 유지된다. 체온은 측정 부위, 신체 활동 정도, 하루의 측정 시간대(새벽 3시 정도가 가장 낮고 오후 6시 정도가 가장 높음.) 등에 따라 약간의 차이가 있는데 피부보다는 입안, 입안보다는 항문에서 측정하는 경우 더 높게 측정된다. 미세하나마 호르몬 등의 영향으로 여자가 남자보다 약간 높고 성인보다는 소아가 약간 높다.

입안에서 측정할 경우 37.8℃ 이상, 귀나 항문에서 측정한 경우 38.3℃ 이상, 소아의 경우에는 항문에서 측정했을 때 38℃ 이상이면 열이 있다고 판단한다. 체온이 올라가면 열을 피부 표면으로 배출하기 위해 혈관이 확장되고 땀이 나며, 반대로 체온이 내려가면 혈관이 수축돼 열을 보존하려는 방어기능이 일어난다. 이러한 체온 조절 기능을 통해 인체는 36.8(±0.7)℃ 사이에서 체온이 유지되는 것이다.

위에서 언급한 바와 같이 체온은 측정 부위에 따라 다소 차이가 있는데, 마취통증의학과 의사들은 마취 중 '코어템프러추어(core temperature)'라고 하는 '중심체온' 측정을 통하여 환자의 체온을 관리한다. 중심체온이란 인체 내부의 온도를 말하는데 직장, 귀 내부, 식도 등에서 측정한 온도를 말한다. 극단적으로 체온이 42℃ 이상이 되면 거의 사망하고 28℃ 이하가 되면 심부정맥이 발생하며 20℃가 되면 심장수축이 정지한다.

체온 조절 기능에 의해 평상 시 인체는 정상 체온을 유지하지만, 전신마취 시에는 체온 조절 기능이 억제되므로 체온이 떨어지는 경우가 흔히 발생한다. 특히 이러한 현상은 복강 혹은 흉강 수술 시 노인, 소아, 화상 환자, 수혈을 받은 환자 등에서 많이 발생한다.

또한 척추마취 시에는 혈압 감소를 예방하기 위해 수액을 많이 투여하게 되므로 이로 인해 체온이 떨어지고 '떨림 현상'이 나타날 수 있다.

체온이 떨어되면 혈관이 수축되면서 몸의 떨림 현상이 나타날 수 있다. 이 경우 인체의 산소 소모량이 평소보다 3~4배 증가하게 돼 저산소증이나 부정맥 등이 발생할 수 있다. 이러한 현상이 나타나면 마취통증의학과 의사는 소량의 메페리딘(meperidine)을 정맥 주사하여 떨림 현상을 없애고 곧 바로 산소를 투여한다.

그러나 솔직히 말해서 마취 중 환자의 저체온이나 떨림 현상의 가장 큰 원인은 수술실에서 일하는 의료진들의 편리로 인해 발생한다고 볼 수 있다. 환자 저체온의 가장 큰 원인은 마취나 마취약제보다는 수술실 에어컨 사용 등으로 인한 실내 온도 하락이 주범이다. 대부분의 외과 의사들은 수술복, 모자, 장갑, 마스크 등을 착용하는데다가 머리 위에서 내리 쬐는 뜨거운 수술등 등으로 인해 시원한 수술실 온도를 선호하는 경향이 있으며 특히 에어컨을 많이 사용하는 여름철에 많은 환자들이 깨어나면서 저체온과 떨림 현상을 경험하게 된다.

한편 보고에 의하면, 체온이 낮아지면 출혈이 감소하는 장점이 있다고 하지만 체온이 36℃ 이하가 되면 혈관수축과 함께 면역 기능 저하로 감염 위험은 오히려 증가한다. 간혹 정형외과 수술에서 뼈를 접착시키는 시멘트가 빨리 굳게 하기 위하여 수술실 온도를 낮게 요구하는 경우도 있다. 그러나 수술실내 온도는 22~24℃ 정도로 유지하는 것이 환자에게 가장 이상적이다.

14
전신마취하고 나서 치아가 흔들려요

전공의 시절, 동료의사 중 한 명이 위암 환자 수술을 위하여 전신마취를 시행하였다. 모든 수술이 끝나고 환자가 병실로 돌아간 뒤 환자의 치아가 흔들린다는 연락을 받았다. 전신마취를 할 때 기관내삽관을 하게 되는데 이때 튜브를 입안으로 삽관하기 위해 후두경이라는 기구를 사용한다. 이 후두경을 사용할 때 치아 특히 윗치아에 힘이 가게 되면서 치아가 손상되는 것이다.

사실상 미국에서 전신마취 후 마취 관련 소송 중 가장 높은 비율을 차지하는 소송이 치아 손상으로 약 17%를 차지한다는 보고가 있다. 전신마취 후 치아 손상은 숙련되지 않은 마취통증의학과 의사가 기관내튜브 삽관을 시행할 경우, 환자의 기도가 기관내튜브 삽관이 용이하지 않은 해부학적 구조를 가진 경우, 혹은 반복적인 기관내튜브 삽관을 시행한 경우 등에서 발생할 수 있다.

또한 치아 및 잇몸이 약한 노인에게서 더 많이 발생할 수 있으며, 유치를 가진 아이들에게서도 발생할 수 있다. 또한 전신마취 후 치아 손상이 발생한 환자의 약 60%는 전신마취 이전에 이미 치아 질환을 가지고 있는 경우이다.

이러한 합병증을 예방하기 위해서는 무엇보다도 기관내삽관 기술이 능한 경험 있는 마취통증의학과 전문의가 시행하는 것이 가장 좋다. 이외에도 치아나 잇몸이 좋지 않은 환자들은 마취 관련 의료진에게 마취 전에 미리 이러한 점을 말해두는 것도 도움이 된다. 경우에 따라서는 수술이 급한 상황이 아니면 치과 치료를 한 후 전신마취를 하는 것도 생각해 볼 수 있다.

요즘은 임플란트도 많이 하고 있어 치아 상태에 대하여 마취통증의학과 전문의들이 보다 적극적으로 환자의 치아 상태를 파악할 필요가 있다.

15

척추마취 후 머리가 깨질듯이 아파요

어느 날 직원 중 한 명이 출근 후 근무를 하지 못하고 병실에 누워 있었다. 이유인즉, 이틀 전 개인의원에서 척추마취를 하고 간단한 수술을 받았는데 다음날 출근 후 두통이 심하여 조금도 움직일 수 없어 너무나 괴로워하고 있었던 것이다. 이에 대한 경험이 많은 필자는 즉각 척추마취 후 발생한 두통임을 직감하고 즉시 치료를 해 주었고 그 직원은 웃으면서 정상적인 근무를 할 수 있었다.

척추마취는 전신마취 못지않게 임상에서 많이 사용되고 있는 마취이다. 시술이 비교적 간단하고, 마취하는데 걸리는 시간이 짧으므로 마취통증의학과 의사들이 많이 사용하며 개인의원에서 치질이나 하지정맥류와 같은 수술 시 마취통증의학과 전문의가 아닌 외과 의사들에 의해서도 흔히 시행되고 있다.

그러나 척추마취 역시 다양한 합병증들이 발생할 수 있는데, 이 중 환자들을 가장 괴롭히는 합병증이 척추마취 후 발생하는 두통이므로 이에 대해 간단히 설명하고자 한다.

척추마취 후 발생하는 두통은 다른 일반적인 두통과는 전혀 다른 메카니즘과 특징을 가지므로 마취통증의학과 의사가 아닌 경우 정확한 진단 및 치료를 하기가 어렵다. 척추마취는 허리 특히 요추 부위에 가는 바늘을 찔러 척수액이 있는 '척수강'이라는 곳에 국소마취제를 주사하여 그 이하 부위를 마취하는 방법이다. 이때 바늘이 척수액을 감싸고 있는 '경막(硬膜, duramater)'이라는 막을 통과하여 척수강 내에 들어가게 되는데, 척추마취 후 이 뚫어진 경막의 구멍으로 뇌척수액이 빠져나오면서 두통이 발생하는 것이다.

일반적으로 발생 확률은 보고마다 다르나, 척추마취를 받은 환자 1,000명당 약 1명 정도로 발생한다고 보고되고 있다.

또한 척추마취가 아닌 경막외마취를 하려다 실수로 경막을 주사바늘로 뚫을 경우에도 두통이 발생할 수 있다. 이 경우 두통이 발생할 확률은 16~86%로, 척추마취 때보다 훨씬 더 높은데 이는 경막외마취를 시행하는 바늘이 척추마취에 사용하는 바늘보다 굵어 뇌척수액이 더 잘 빠져나오기 때문이다.

척추마취 후 발생하는 두통은 대개 마취 후 2일 이내에 나타나며, 앉거나 서 있으면 머리가 깨질듯이 아프고, 누워있으면 다소 완화되는 특징을 가진다. 일반적으로 수일 이내에 사라지나 수 주간 지속되기도 한다. 젊은 여성, 체중이 많이 나가는 사람에게 많이 발생하며 이전에 이러한 경험이 있는 사람에게 또 다시 발생할 가능성이 많다.

그러나 평소 두통을 자주 겪는다고 해서 발생 확률이 높은 것은 아니다. 뚫어진 경막으로 뇌척수액이 빠져나오면서 생기는 두통이므로 척추마취 시 사용되는 바늘의 굵기나 모양, 그리고 경막을 뚫은 횟수 등이 중요한 영향을 미친다.

척추마취 초창기에 사용된 바늘은 요즘에 비해 훨씬 더 굵은 바늘이어서 당시에는 많은 환자들이 두통을 호소하였다. 척수마취를 처음 시행한 비에르(August Karl Gustav Bier) 역시 자신이 직접 척추마취를 경험한 후 수일간 두통으로 고생하였다고 한다.

간혹 두통 발생을 예방하기 위해 척추마취 후 환자들을 누워있게 하는데, 이는 잘못된 방법이다. 최근 연구에 의하면 두통이 발생한 후 누워있게 하는 것은 옳지만, 두통을 예방하는 효과가 있는 것은 아니기 때문이다. 경막을 통해 빠져나온 뇌척수액의 양을 보충하기 위하여 링거용액 즉, 수액을 많이 투여하거나 물을 많이 마시게 하기도 하는데, 이 역시 근거가 불충분하며 효과가 미미하다. 먹는 진통제 역시 대부분 효과가 없다.

이상의 보존적인 치료 요법에도 불구하고 두통이 하루 이틀 지속되면 '자가혈액봉합술(autologous blood patch)'이라는 치료를 해야 한다. 이 방법은 1960년 곰리(James Gormley)가 최초로 고안한 방법으로, 당시 그는 척추마취 후 두통이 생긴 환자 7명에게 자가혈액봉합술을 시행한 결과, 7명 모두 두통이 없어졌다고 보고하였다. 이것이 척추마취 후 두통에 대한 자가혈액봉합술 효과의 최초 발표이다.

자가혈액봉합술은 경막외강에 자신의 혈액을 15ml 정도 투여하면 혈액이 굳어 경막에 생긴 구멍을 봉합해 뇌척수액이 빠져 나오는 것을 막아 두통을 효과적으로 치료하는 방법으로 두통 치료 효과가 95% 이상이며 한 번으로 치료가 되지 않으면 반복 시행할 수 있다. 이 방법은 경막외마취를 많이 시행해본 경험 있는 마취통증의학과 의사들만이 시행할 수 있는 시술 방법이다.

따라서 척추마취 후 괴롭고 견디기 힘든 두통이 발생하면, 주저하지 말고 마취통증의학과 전문의에게 도움을 받으면 깨질듯 머리가 아픈 증상이 언제 그랬느냐는 듯 금방 사라질 것이다.

16

전신마취하고 나서 목이 쉬었어요

전신마취를 받았는데 이상하게도 목이 쉰 경험을 해본 분들이 있을 것이다. 이 현상은 환자분들이 고통스러워하는 전신마취 부작용 중의 하나이지만 마취통증의학과 의사들한테는 전혀 새로운 것이 아니다. 다시 말해, 생각보다 높은 빈도로 발생하기 때문에 마취통증의학과 의사들이 자주 접하는 문제 중의 하나인 것이다.

전신마취 시행 시 가장 기본적인 것 중의 하나는 숨통 즉, 기도(氣道)를 확보하는 것이다. 기도 확보는 전신마취 시 기관지를 통하여 산소 혹은 마취가스를 공급하는 데 필수적인 것으로 환자의 생명을 유지하는데 가장 중요하다. 기도 확보 방법으로는 목을 뒤로 젖히고 아래턱을 당기는 하악거상법(下顎舉上法, jaw-lift method)이나 입 혹은 코로 기도유지기라는 기구를 삽입하는 것과 같은 기본적인 방법 이외에도 기관내튜브의 삽관 혹은 후두마스크 삽입 등과 같은 다양한 방법들이 있다.

마취통증의학과 의사는 전신마취 시 기도 확보를 위하여 기관내튜브(endotracheal tube) 혹은 후두마스크(laryngeal mask)라는 것을 입을 통해 삽입한다. 기관내튜브는 성인을 기준으로 지름 약 1cm, 길이는 약 20~23cm 정도로 이 튜브를 성대를 통하여 기관(氣管)으로 삽입하게 된다. 이때 기관내튜브가 성대를 지나 기관에 걸쳐 거치하는 시술을 하게 되는데, 경우에 따라서는 이 조작이 성대를 자극하여 부종 혹은 출혈이 발생하고 마취 후 쉰 목소리가 날 수 있는 것이다.

이 합병증의 발생은 보고에 따라 다소 차이가 있으나, 보통은 전신마취를 받은 환자의 20~30%, 많게는 최고 70% 정도까지 발생한다고 보고되어 있다. 경우에 따라서는 쉰 목소리와 함께 인후통이 동반될 수 있다. 이러한 증상은 기관내튜브 삽관이 장시간 거치된 경우나 여러 번 시행된 경우 발생 확률이 더욱 높으므로 이 시술에 능숙한 마취통증의학과 의사가 시행하는 것이 발생률을 줄일 수 있다.

또한 기관내튜브를 거치하게 되면 산소 혹은 마취가스가 세지 않도록 튜브의 끝 부위에 있는 기낭(氣囊, balloon)이라는 공기주머니에 공기를 주입하여 부풀린 후 공기가 새지 않게 한다. 이 과정에서도 공기압을 너무 강하게 하면 쉰 목소리의 원인이 될 수 있다. 그러나 요즘은 기낭에 공기를 주입 시 압력이 많이 전달되지 않는 보다 발전된 기낭을 사용하므로 이로 인한 합병증의 발생은 드물다.

기관내튜브가 아닌 후두마스크라는 것을 사용한 경우에도 약 20% 정도에서 쉰 목소리가 나타날 수 있는데, 원인은 기관내튜브를 거치한 경우와 유사하다. 후두마스크란 성대까지 넣지 않고서도 숨통을 확보할 수 있는 기구이다.

성대나 후두의 가벼운 손상은 잠시 동안 나타나지만 후두 연골 등을 자극한 경우나 반회신경(recurrent nerve)이 손상된 경우에는 증상이 오래 지속될 수 있다. 목이 쉰 경우 스테로이드 주사나 가습기 등을 사용하면 도움이 된다. 대부분의 목이 쉬는 현상은 가볍게 나타나며 별다른 치료 없이도 수 일 이내에 사라지게 된다. 그러나 경우에 따라서는 수 주간 지속되기도 한다. 증상이 심할 경우 마취를 담당한 마취통증의학과 의사와 상담을 하거나 이비인후과 의사에게 보다 정밀한 진찰을 받아야 한다.

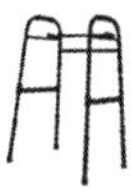

17
전신마취를 받았는데 허리가 아파요

간혹 전신마취를 받고 난 환자가 수술 부위와는 관계없는 허리가 아프다고 호소하는 경우가 있다. 이는 원래 정상적으로 굴곡이 있던 척추가 전신마취 시 곧게 펴진 상태가 되어 장시간 수술을 받으면서 근육강직 현상 즉, 근육이 뭉치는 현상이 발생할 수 있기 때문이다.

특히 침대 생활에 익숙하지 않은 분들에게 이러한 현상이 더 많이 발생한다. 뿐만 아니라 병실에서의 침대 생활로 인하여 이러한 증상들이 나타날 수 있다. 그러나 이는 대부분 저절로 완화되며 마사지 등으로 뭉친 근육을 풀어주면 더욱 도움이 된다.

병원 침대 생활이 불편하니 얼른얼른 건강 회복하여 퇴원하시길….

18
전신마취에서 깨어날 때 고통스러웠어요

많은 환자들이 전신마취 후 깨어날 때 괴로웠다는 말들을 가끔 한다. 특히 회복실에서 많이 듣는 말인데, 이는 전신마취 자체로 인한 고통이 아니라 전신마취가 풀리면서 환부의 통증을 느끼게 되는 것이 주요 원인이다. 또한, 전신마취에 의해 나타날 수 있는 구역질이나 구토와 같은 증상들도 고통을 유발하기도 한다. 이 외에도 드물기는 하지만, 전신마취 시 사용된 근육이완제 효과가 일부 남아 있어 몸을 마음대로 움직이지 못하는 것이 원인이 되기도 한다.

이러한 현상을 줄이기 위해서는 마취 중 혹은 회복 시 적절한 통증 조절이나 항구토제의 투여, 근육이완제 효과의 완전한 제거 등과 같은 방법을 적절히 사용하면 고통을 완화시킬 수 있다.

요즘은 수술 후 통증을 감소시키는 수술 후 통증치료 즉, '자가통증조절장치((patient controlled analgesia, PCA : 통증이 있을 때마다 환자가 스스로 진통제를 투여할 수 있는 장치)'를 사용하는 경우가 많다. 이는 마취 회복 시 고통스러움을 해소하는데 많은 도움이 된다. 그러나 이 장치와 약제비용이 10~15만 원 정도로 비싸고 현재 우리나라에서는 보험이 적용되지 않아 전적으로 환자 본인이 부담해야 하므로 수술받는 모든 환자들에게 다 사용할 수 없는 것이 현실이다.

즉, 돈이 있으면 수술 후 통증을 거의 느끼지 않을 수 있으나 돈이 없으면 그냥 아파도 참아야 하는 게 우리의 현실이다. '유전무죄(有錢無罪) 무전유죄(無錢有罪)'가 아니라 '유전무통(有錢無痛) 무전유통(無錢有痛)'인 셈이다.

PART 03

나는 환자나 보호자들의 이해를 돕기 위하여 마취의 위험성을 비행기에 자주 비유해 이야기 한다. 여러분은 어떠한 비행기를 타고 싶으신가요? 숙련된 조종사가 운전하는 큰 비행기로 비행을 즐기고 싶진 않으신지요? 아님 초보 조종사가 운전하는 경비행기의 짜릿함을 맛보고 싶으신가요?

이해하기 쉬운 마취

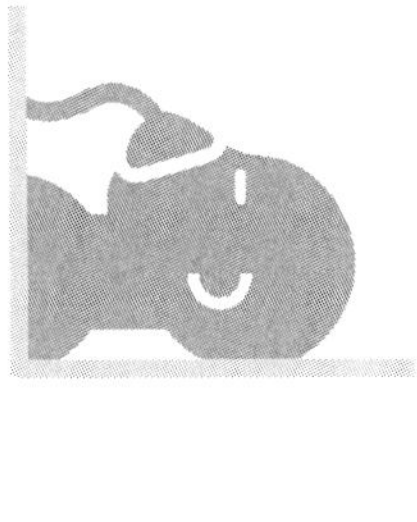

A wise man should consider that health is the greatest of human blessings.

현명한 사람은 건강을 인간의 가장 큰 축복으로 여긴다.

-히포크라테스-

01
마취는 비행기

마취를 받는 환자들 대부분은 마취에 대한 두려움을 어느 정도 갖게 마련이다. 특히, 대수술이나 장시간의 수술을 받아야 하는 경우에는 더더욱 그러할 것이다. 때로는 '혹시….'이라는 불안감으로 인하여 미리 유서를 써두고 수술실에 들어오는 환자들도 있으니까.

필자의 아버지도 필자가 의과대학 4학년 때, 그러니까 지금으로부터 약 20여 년 전 위암 수술을 위하여 전신마취를 받으셨는데 수술실에 들어가기 전에 유언장을 미리 작성해 놓으셨다고 나중에 말씀하셨다. 이처럼 수술과 마취는 한 사람의 인생에 있어 크나큰 분수령이 될 수도 있다.

사실상 마취로 인한 사고는 돌이킬 수 없는, 환자의 사망과 직결된다. 비록 그 확률이 아주 적다고는 하지만 나에게 닥칠 경우 그 확률은 100%가 되기 때문에 마취에 대한 두려움이 생기는 것은 당연하다.

과거에는 약물의 부작용이나 후진적인 장비 등으로 인한 마취사고들이 간혹 발생하곤 하였다. 필자가 전문의 시험을 치를 때만하여도 마취사고의 가장 많은 원인에 관한 문제의 정답은 마취약제의 과량 사용과 인공호흡기와 같은 마취와 관련된 장비의 기능 이상이었다.

그러나 요즘은 마취통증의학과 의사들의 실력 향상, 약물의 발달, 그리고 첨단으로 무장된 환자 감시 장치들이 있어 그 위험성은 과거에 비해 급격히 낮아졌다. 그러나 마취로 인한 사망은 가끔 인터넷 등과 같은 대중매체에서 보는 것과 같이 여전히 발생하고 있는 것 또한 사실이다.

간혹 마취로 인한 사망 위험이 어느 정도인지 환자나 보호자들이 질문하는 경우가 있다. 과거 미국에서 보고된 바에 의하면, 마취로 인한 사망은 고혈압, 당뇨 등과 같은 기존 질환이 없는 건강한 환자의 경우 1만 명 중 한 명 정도로 보고되었으나 요즘은 20만 명 중 한 명 정도로 상당히 감소한 것으로 알려져 있다. 우리나라의 경우, 2007년 기준 연간 전신마취 건수가 93만 건 정도였으므로 확률상 전국적으로 한 해에 4~5명이 마취로 인하여 사망한다고 볼 수 있다.

물론 환자의 상태나 수술의 종류 등에 따라 그 위험 정도의 차이가 있으나, 필자는 환자나 보호자들의 이해를 돕기 위하여 마취의 위험성을 비행기에 비유하여 이야기 하곤 한다. 즉, 마취로 인한 사망은 자동차 사고로 사망할 확률보다는 낮으나 비행기 사고로 사망할 확률보다는 높다고 설명한다. 또한 비행기는 이륙과 착륙 시 가장 위험한데 마취 역시 마취시작 시기(마취유도, anesthetic induction)와 환자를 깨우는 시기(마취회복기, emergency)가 가장 중요하며, 이 시기에 마취사고가 가장 많이 발생한다. 게다가 작은 경비행기가 큰 비행기보다 위험하다. 이를 마취에 비유하면, 개인병원에서 마취를 받는 것보다는 큰 병원에서 받는 것이 상대적으로 안전하다고 볼 수 있으며, 이는 긴급 상황에 대처할 수 있는 인력이나 장비 등의 차이로 인한 것으로 생각하면 쉽게 이해될 것이다. 또한 숙련된 마취통증의학과 의사가 마취를 시행하는 것이 경험이 적은 마취통증의학과 의사나 마취사에 비하여 안전하다고 볼 수 있는데 이또한 숙련된 조종사가 안전하게 비행기를 운행하는 것과 같다.

결국 마취의 위험성은 시설 및 장비가 완벽히 갖추어진 큰 병원에서 전문적인 지식을 가지고 있는 숙련된 마취통증의학과 전문의가 담당할 경우 안정성이 더욱 확보된다.

이제 여러분은 어떠한 비행기를 타고 싶으신가요? 숙련된 조종사가 운전하는 큰 비행기로 비행을 즐기고 싶진 않으신지요? 아님 초보 조종사가 운전하는 경비행기의 짜릿함을 맛보고 싶으신가요?

02
마취의 종류에는 어떤 것들이 있을까?

마취를 이해하기에 앞서 우선 마취의 종류에 대해 알아보자. 마취의 종류는 크게 전신마취(general anesthesia), 부위마취(regional anesthesia) 그리고 국소마취(local anesthesia)로 나누어진다. 혹 마취를 받을 때 내가 언제 잠들었는지 몰랐다는 분이 있으신가? 이것이 전신마취이다. 아니면 마취를 받을 때 목, 겨드랑이 혹은 허리나 엉치뼈에 주사를 맞으셨는가? 이것은 부위마취이다.

'전신마취'는 뇌의 의식, 기억, 통증을 모두 없애는 마취로서 폐로 흡입마취제를 투여하는 흡입마취와 혈관을 통하여 정맥마취제를 투여하는 정맥마취가 있다. '부위마취'는, 수술 할 부위와 관련된 신경을 마취하는 것인데 하지, 하복부, 회음부(남성은 음낭에서 항문까지의 부위, 여성은 음열에서 항문까지의 부위) 수술 등을 위해서 허리에 주사 놓는 척추마취 혹은 경막외마취 그리고 엉치뼈에 주사 놓는 미추마취가 있으며, 손이나 팔 등의 상지를 수술하는 경우 목이나 겨드랑이 쪽에 주사 놓는 상박신경총마취가 대표적이다. 이들 부위마취는 수술부위에 해당하는 신경이 내려오는 시작 부위에 국소마취제를 주사하여, 그 이하 부위가 마취되게 함으로써 수술 부위의 통증을 없애는 마취방법이다. '국소마취'는 수술 부위에 직접 국소마취제를 주사하는 것으로 이는 거의 대부분 외과 의사가 직접 시행하며 마취통증의학과 의사가 관여하지는 않는다.

이상의 각 마취들은 모두 장단점이 있는데 경우에 따라서는 두 가지의 마취를 복합적으로 시행하여 그 장점만을 이용하는 경우도 있다.

한편, 일반적인 전신마취는 혈관으로 정맥마취제를 투여하여 환자의 수면을 유도한 후 시행하므로 환자 자신은 전혀 모르는 상태에서 마취와 수술이 진행된다. 그러나 부위마취의 경우에는 환자가 마취 시술 시 주사바늘 찌르는 것을 느끼게 되며, 수술 중 의식도 있어 수술 상황을 알 수 있게 되는데 환자가 이러한 것에 대한 두려움이 많을 경우 진정제 투여 등과 같은 방법을 병행해 수술 동안 잠을 자게 하기도 한다.

어떤 종류의 마취를 시행하는가에 대한 선택은 수술 종류, 수술 시간, 질병 상태, 환자나 집도의 혹은 마취통증의학과 의사의 선호도 등에 따라 선택될 수 있다.

전신마취나 부위마취 모두 위험성이 다소 존재하는 것은 사실이나 숙련된 마취통증의학과 의사가 관리하는 경우에는 안전하다고 볼 수 있다.

03
마취도 의사가 하나?

의과대학을 졸업한 후 1년간의 인턴 수련기간을 마치고 전공의(레지던트) 지원을 할 때 마취통증의학과(당시에는 마취과였다.) 지원을 놓고 부모님과 의논을 하였다. 이때 어머니가 마취도 의사가 하느냐고 물으신 기억이 난다.

20년이 지나 마취통증의학과 전문의로서 마취를 하면서 지금도 이러한 질문을 심심치 않게 받고 있다. 어떤 경우에는 수술을 하는 외과 의사나 간호사가 직접 마취를 하는 것으로 잘못 알고 있는 경우도 허다하다. 이는 마취통증의학과 의사들이 환자나 보호자들을 직접 만나 마취에 대해 충분히 설명을 하지 못한 것이 근본적인 원인이기도 하겠지만, 환자들이 마취를 받을 때 혈관을 통하여 수면제 즉, 정맥마취제를 투여하고 나면 곧 잠이 들면서 이후 자신에게 일어나는 일들에 대해서 전혀 알지 못한다는 점이 가장 큰 원인이다.

결론은 마취는 마취통증의학과 의사가 한다는 것이다. 물론 간단한 수술을 위한 국소마취의 경우는 예외지만….

마취통증의학과 의사 역시 다른 과(科) 의사들과 마찬가지로 의과대학 졸업 후 1년간의 인턴 수련과 4년간의 전공의 수련 과정을 마친 다음 전문의 시험에 합격해야 비로소 마취통증의학과 전문의가 된다. 과거 마취통증의학과 의사의 공급이 적었던 시절에는 일정 기간의 수련을 통하여 마취사를 양성한 경우도 있었는데, 현재에도 마취사들이 현역에서 마취 활동을 하고 있는 경우가 간혹 있기는 하다. 이런 특별한 경우를 제외하고는 마취는 전문 자격을 갖춘 마취통증의학과 의사에 의하여 시행되고 있다.

한편, 마취전문간호사는 '보건복지부령의 대한민국 간호사 면허를 가진 자로서 보건복지부 지정 마취전문의 수련병원에서 마취간호사 교육과정을 수료한 후 보건복지부 장관의 인정을 취득한 경우' 자격이 부여된다. 그러나 실제 국내 의료현실에서는 이러한 이수 과정을 밟지 않은 일반 간호사 역시 마취사로 불리며 마취를 시행하는 경우가 드물지 않다. 심지어는 간호조무사를 포함한 비의료인 역시 마취사로 불리며 마취를 시행하는 경우도 있다.

또한 마취전문간호사가 공인된 자격이긴 하지만, 역할의 범위는 마취시술의 보조행위로 법적으로 제한돼 있어 마취전문간호사 단독으로 마취 시술을 할 수 없다. 마취전문간호사는 수술 집도의의 지도 및 감독하에 시술하여야 하며 마취제의 종류, 양, 산소 공급 정도, 마취기계 조작 등은 수술 집도의가 결정해야 한다. 또한 사고 시 일차적 책임은 수술 집도의가 지는 것으로 되어있다.

물론 비의료인이 마취 시술을 할 경우에는 무면허의료행위에 해당되어 당연히 위법이 된다. 특히 개인병원에 흔히 근무하는 간호조무사의 경우에는 의료법상 비의료인이므로 의사의 지시 및 감독 하일지라도 마취 시술의 보조 행위 자체가 위법이다.

마취통증의학과 전문의는 생리학, 약리학, 그리고 해부학적 지식을 갖추고 환자의 병적 상태를 파악하여 환자에게 가장 안전한 마취를 시행하는 전문의이다. 아주 단순한 말이지만 결국 마취는 마취와 관련된 전문적인 지식을 갖춘 마취통증의학과 의사가 하는 것이다.

현재 우리나라에는 전국적으로 약 4,000명 이상의 마취통증의학과 전문의가 배출돼 있으며 이들이 여러분들의 안전한 수술과 마취에 대한 책임을 지고 활동하고 있다.

04
마취과?
마취통증의학과?

요즘 마취과란 단어와 마취통증의학과란 단어를 혼용하여 사용하고 있는데 무슨 차이가 있는지 설명하고자 한다.

우리나라 마취 역사 기록에 의하면 1954년 진해 해군병원에서 미국 마취과학 수련을 받은 고 김인현(金仁顯) 선생의 귀국을 계기로 우리나라에서 처음으로 마취과가 독립 과(科)로 창설되었으며, 1956년 대한의사협회에서 마취과학회가 분과학회로 정식 등록되었다. 이후 수 십 년 동안 마취과라는 명칭이 계속 사용되어 왔다.

그러나 마취의 발달과 함께 마취과 의사의 역할이 수술실 내에서만이 아니라 수술 전후의 환자 관리, 중환자 관리, 급성 및 만성 통증 관리 등으로 확대되기 시작하였다. 이때부터 마취과라는 명칭이 과의 의미를 포괄적으로 나타내는데 한계가 있다는 주장들이 많이 제기되었고, 이러한 마취과의 다양한 영역들을 함축하고자 2002년 마취과에서 '마취통증의학과(anesthesiology)'로 개칭이 된 것이다.

즉, 과거의 마취과가 10년 전 마취통증의학과로 바뀐 것이다. 이는 과거 방사선과가 영상의학과로, 임상병리과가 진단의학검사과로, 소아과가 소아청소년과로 과의 역할을 포괄적으로 함유하는 명칭으로 바뀐 것과 유사하다. 결국 과거의 마취과가 중환자의학 및 통증의학을 합하여 현재의 마취통증의학과가 된 것이다.

따라서 마취통증의학과 전문의는 마취를 주로 하는 의사, 중환자 관리를 주로 하는 의사, 그리고 통증 치료를 주로 하는 의사로 크게 나누어진다. 세부적으로는 통증의학과, 마취약리학과, 중환자의학과, 산과마취학과, 뇌신경마취학과, 심폐혈관마취학과, 소아마취학과, 외래마취학과, 노인마취학과, 장기이식마취학과 등 다양한 분야가 포함된다.

현재 대한마취과학회는 물론이거니와 대한통증학회와 대한중환자학회에서 많은 마취통증의학과 전문의들이 다양한 활동을 하고 있다. 이에 발맞춰 마취통증의학과 의사들의 대표적 학술 모임인 대한마취과학회는 2012년 11월을 기준으로 '대한마취통증의학회'로 명칭이 바뀌게 되었다.

05
전신마취의 메카니즘(mechanism)

전신마취는 근대 의학 발전에 있어 중요한 업적 중의 하나이다. 전신마취의 괄목할만한 성장으로 장시간의 수술은 물론이거니와 거의 모든 종류의 수술이 가능하게 되어, 인류 의학에 큰 공헌을 하였기 때문이다. 여기에서는 마취 특히, 전신마취를 이해하기 위하여 어떻게 전신마취가 이루어지는지 그 메카니즘에 대하여 알아보고자 한다.

부위마취나 국소마취의 경우는 그 작용 메카니즘이 비교적 잘 알려져 있지만, 전신마취가 어떻게 이루어지는지에 대한 자세한 메카니즘은 현대 의학으로도 아직까지 정확하게 규명되어 있지 않다.

일반적으로, 전신마취라 함은 1963년 미국의학협회지(Journal of American Medical Association)에서 우드브리지(Philip D. Woodbridge)가 제시한 것처럼 '의식 소실, 감각 차단, 운동 차단, 그리고 신경 반사의 차단 등을 함께 일으키는 조절된 혼수상태'라고 볼 수 있는데, 마취과학에서는 이 요소들을 전신마취의 4대 구성 요소라고 한다.

마취란, 이러한 작용을 나타내는 약물들을 적절하게 사용하여 수술 시 가장 이상적인 환자의 생리적 상태를 유지할 수 있도록 여러 가지 처치를 함과 동시에 수술 중 지속적으로 환자의 상태를 감시하는 진료 행위라고 설명할 수 있다.

지금까지 마취과학 및 신경과학을 연구하는 학자들에 의하여 전신마취가 어떻게 이루어지는가에 대한 다양한 가설들이 제시되고 있다. 이 중 가장 설득력 있는 가설은 전신마취제가 뇌의 중추신경계에 직접 작용하여 뇌신경들의 접합부위에서 신경 전달을 일시적으로 조절한다는 것인데, 억제성 신경 전달은 증가시키고 흥분성 신경 전달은 차단하여 전신마취가 된다는 것이다. 뇌신경 세포들 사이에서의 신호 전달은 '신경전달물질(neurotransmitter)'에 의해 이루어지는데 아세틸콜린(acetylcholine)이나 글루타메이트(glutamate) 등과 같은 흥분성 신경전달물질과 가바(gaba) 혹은 글라이신(glycine) 등과 같은 억제성 신경전달물질들이 있다. 이 신경전달물질들이 신경의 여러 가지 전달통로에 작용하여 신경계의 다양한 생리적 변화를 일으켜 전신마취가 이루어지게 된다.

또한 최근에는 마취약제가 작용하는 중추신경계 즉, 뇌의 부위가 밝혀지기 시작하였는데 기억을 하지 못하는 것은 해마(海馬, hippocampus) 부위에서, 수면 작용은 대뇌의 신피질(新皮質, neocortex) 및 간뇌(間腦, diencephalon)의 대부분을 차지하는 시상(視床, thalamus)과 시상하부(視床下部, hypothalamus) 등의 부위에서, 그리고 유해성 자극에도 움직이지 않게 되는 것은 척수신경에서의 작용에 의한 것으로 알려지고 있다.

이처럼 마취가 어떻게 이루어지는 가에 대한 의문점이 조금씩 풀려가고 있지만 이를 명확하게 밝혀낸다면 아마도 최소한 노벨 생리의학상 후보감 정도는 되지 않을까 생각한다.

06

전신마취는 어떻게 시행되나요?

전신마취 시에는 환자가 잠을 자게 되므로 직접 마취를 경험한 환자들조차도 마취의 일련 과정이 어떻게 진행되는지 전혀 알 수 없다. 따라서 여기에서는 전신마취의 가장 보편적이고 기본적인 방법과 그 과정을 알기 쉽게 설명하고자 한다.

우선 수술실에 들어오면, 마취통증의학과 의사는 혈압계, 심전도계, 맥박산소포화측정기(脈搏酸素飽和測程器, 혈액 내 산소가 어느 정도 있는지를 측정하는 장비), 호기말이산화탄소측정기(呼氣末二酸化炭素測程器, 호흡 시 나오는 이산화탄소의 양을 측정하여 적절한 호흡이 이루어지고 있는지를 확인하는 장비) 등과 같은 기본적인 환자 감시 장치를 환자의 몸에 부착한 후 확인한다. 이들 기본적인 환자 감시 장치에 대해서는 나중에 설명하기로 한다.

일단 마취 전에 환자 감시 장치로 환자의 상태를 확인하고 링거용액이 연결된 혈관으로 작용시간이 아주 짧은 정맥마취제를 투여해 환자의 수면을 유도하는데 주로 펜토탈(pentothal)이나 프로포폴(propofol)과 같은 정맥마취제가 사용된다. 이것이 전신마취의 시작이다. 이때부터 환자는 회복실로 갈 때까지 아무것도 모르는 상태가 된다.

환자가 잠을 자면 근육이완제를 투여하여 환자의 호흡을 정지시키고 '기관내삽관(氣管內挿官, endotracheal intubation)'을 시행한다. 이 기관내삽관 역시 뒤에 자세히 설명하기로 한다. 이렇게 기도가 확보되면 이를 통해 산소와 마취가스를 투여해 마취를 유지한다.

마취유지란, 마취약제를 투여하는 것만이 아니라 수술 중 환자에게 발생할 수 있는 모든 생리학적 변화를 정상으로 만들어주는 과정들도 포함된다. 예를 들어, 혈압이 높고 낮은 경우, 심박동수가 빠르거나 느린 경우 등과 같은 상황에서 마취통증의학과 의사는 마취 깊이와 약물 혹은 수액 투여를 통해 이들을 정상 상태로 맞추어주는 역할을 담당한다. 경우에 따라서 출혈이 많을 경우 수혈 역시 마취통증의학과 의사가 담당하게 된다.

일련의 수술 과정이 끝나면 마취통증의학과 의사는 환자를 마취로부터 회복시키게 되는데, 호흡을 정상적으로 돌리고 마취약제 투여를 중단하고 기관내튜브를 제거한 후 환자의 의식이 돌아온 것을 확인하고 회복실로 환자를 이송한다. 물론 회복실에서 완전히 깨어나 일반병실로 옮길 때까지 마취통증의학과 의사의 임무가 수행된다.

여러분이 잠을 자는 동안에도 마취통증의학과 의사는 여러분의 안전을 위해 가장 잠이 깨어 있는 상태로 마취를 시행하는 것이다.

07
마취 시 필요한 기본 검사

수술을 받게 되는 환자들은 수술 전에 귀찮을 정도로 많은 검사들을 받게 된다. 요즘에는 사실 다소 불필요한 검사까지 병원에서 시행하는 경우도 있긴 하지만….

수술 및 마취 전에 시행하는 검사들은 환자의 질환, 수술의 종류, 환자의 연령 혹은 환자의 신체적 상태 등에 따라 다소 차이가 있다. 그렇다면 일반적으로 수술 및 마취를 받기 위해 수술 전에 시행하는 기본적인 검사에는 어떤 것들이 있을까?

우선 환자의 과거 질환 유무를 파악하고 신체 상태를 전반적으로 검사하여 현재 어떤 상태이며 무슨 약물들을 복용하고 있는지 등을 확인한다. 이는 수술 및 마취에 영향을 줄 수 있기 때문에 이에 대한 자세한 조사가 기본적으로 시행되어야 한다. 고혈압이나 당뇨 등이 있는지, 이전에 수술 받은 적이 있는지, 최근 감기 등에 걸린 적이 있는지, 또 지금 복용하고 있는 약물들이 있는지, 있다면 어떠한 약물들을 복용하고 있는지 등 다양한 질문들을 받게 되는데 이러한 것들이 이 과정에 해당된다.

이와 같은 기본적인 문진이 끝나면 기본적인 검사로 혈압, 심박동수 확인과 함께 심전도 검사, 혈액 검사, 소변 검사, 흉부 방사선 촬영 등이 시행된다. 심전도 검사는 심박동수 확인과 함께 각종 비정상적인 심장 리듬이 있는지 등을 확인하는 것이며, 혈액 검사는 혈색소, 백혈구, 혈소판 등의 수치를 확인하여 빈혈이 있는지, 염증 반응이 있는지, 출혈 성향이 있는지 등을 확인하기 위함이다. 또한 소변 검사로 당뇨나 단백뇨, 혈뇨 등이 있는지를 확인하게 되며, 흉부 방사선 사진을 통하여 폐 및 심장에 기본적인 이상이 없는지를 확인하게 된다.

이상의 검사들은 모든 마취 전에 시행하는 기본 검사들이다. 이러한 기본 검사를 통하여 수술 전 환자의 전반적인 상태를 미리 확인하게 되며, 이상이 있는 경우 심장초음파 등과 같은 기타 추가적인 검사로 마취 전 환자의 상태를 미리 확인한 후 수술 및 마취를 하게 된다.

이러한 검사들은 여러분들의 안전을 위한 '유비무환(有備無患)'으로 마취 전 검사 결과에 따라 마취통증의학과 의사는 여러분에게 가장 안전하고 이상적인 마취 방법을 선택하게 되는 것이다.

08
마취 중의 환자 감시 장치

독일 최대의 철학자인 헤겔(Hegel, Georg Wilhelm Friedrich)은 정반합(正反合)이 기본원리인 변증법(辨證法)을 주장하였다. 이는 정립과 반정립이 존재하여 보다 발전적인 종합이 이루어진다는 이론이다. 이 논리는 양이 있으면 음이 있고, 해가 있으면 달이 있으며, 이러한 정과 반이 어우러져 하나의 합이 되는 것으로도 해석할 수 있는데, 어찌 보면 마취 중 환자 상태 감시 역시 이 정반합의 논리로 시행된다고 볼 수 있다.

즉, 마취 동안 환자의 혈압이 높으면 낮춰주고 낮으면 높여주며, 심장 박동이 빨라지면 느리게 해주고 반대로 느리면 빠르게 하여 환자의 생리적 상태를 정상으로 유지하도록 하는 것이 마취통증의학과 의사의 임무인데 이 모든 것들은 기본적으로 환자 감시 장치를 통해 이루어진다.

1940년대 마취로 인한 사망이 1만 명당 6.4명이었는데 1980년대에 들어 각종 환자 감시 장치들이 널리 이용되면서 1만 명당 사망이 0.4명으로 급격히 줄어들게 되었다. 따라서 여기에서는 전신마취 중 사용되는 가장 기본적인 네 가지 환자 감시 장치에 대하여 잠시 소개하고자 한다.

우선 가장 기본적이면서 가장 오래된 환자 감시 장치는 '혈압계'이다. 마취 중에는 마취약제와 수술에 의한 자극, 출혈 등으로 인하여 혈압의 변화가 빈번하게 발생하는데 마취통증의학과 의사는 마취 중 최소 5분 간격으로 환자의 혈압을 측정하여 마취 깊이를 조절하거나 약물을 투여해 정상 혈압이 되도록 한다.

그 다음은 '심전도'이다. 심전도는 가슴에 몇 개의 전극을 부착하여 심장 박동수와 함께 허혈성 심장의 발생 유무 그리고 비정상적인 심장의 리듬 즉, 부정맥이 발생되는지 등을 감시하는 장치이다.

세 번째 환자 감시 장치로는 '맥박산소포화측정기'가 있다. 이는 손가락, 발가락, 혹은 이마 등에 감지기를 부착하여 환자의 혈액 속에 산소가 어느 정도 녹아 있는지를 확인하는 것으로 저산소증 발생 유무를 확인하는 장치이다. 이 장치는 마취 중 사망을 줄이는데 가장 많이 기여한 장치이기도 하다.

마지막 환자 감시 장치로는 '호기말이산화탄소측정기'가 있다. 이는 환자의 호흡 상태 및 호흡으로 인해 나오는 이산화탄소의 양을 확인하여 호흡이 정상적으로 이루어지고 있는지 즉, 호흡이 있는지, 기도가 막혀 있는지, 호흡이 감소되어 있는지 아니면 많이 되고 있는지 등을 확인할 수 있는 장치이다.

이상의 네 가지 환자 감시 장치는 모든 전신마취 시 기본적으로 사용되는데 마취통증의학과 의사는 이 네 가지 환자 감시 장치를 이용하여 마취 중 환자의 순환 및 호흡의 이상 유무를 감시하고 환자를 생리적 정상 상태로 만들어주는 역할을 수행한다. 물론 필요에 따라서는 다른 추가적인 환자 감시 장치들을 이용하기도 한다.

여러분이 수술 중 잠을 자는 동안 마취통증의학과 의사와 환자 감시 장치는 정반합의 원리에 따라 전방 초소의 경계병처럼 여러분의 안전을 위하여 한 순간의 방심도 없이 초긴장 속에 임무를 수행하고 있다.

09 마취통증의학과 전공의 24시

다시 이야기하거니와 마취통증의학과 전문의는 다른 전문의들과 마찬가지로 의과대학 졸업 후 1년간의 인턴 수련기간을 마치고 4년간의 전공의 수련 기간을 마친 후 전문의 국가고시에 합격하면서 마취통증의학과 전문의가 된다. 여기에서는 4년간의 마취통증의학과 전공의 생활에 대해 잠시 이야기 하고자 한다. 여러분들에게 마취하는 사람들이 어떻게 마취를 배우는지를 소개하기 위해서이다. 물론 수련받는 병원에 따라 약간의 차이가 있을 수 있으므로 필자가 근무한 대학병원을 기준으로 설명하고자 한다.

마취통증의학과 교수와 전공의들은 마취 시작 30분 혹은 1시간 전에 모두 모여 집담회를 가진다. 이 시간에 각종 교재나 논문들에 대한 의견들이 오고가며 오늘 마취가 예정된 환자들의 마취 관련 사항들에 대하여 논의를 한다. 미리 환자에 대한 정보를 알고, 이에 대한 적절한 마취 방법에 대하여 생각하는 시간인 것이다.

집담회가 끝나면 아침 일찍부터 각자 맡은 수술방으로 들어가 교수님과 함께 차트와 환자를 직접 보면서 상태를 자세히 파악하고 어떻게 마취를 할지 최종적으로 결정한다. 점심시간에도 빡빡하게 돌아가는 수술로 인하여 점심은 교대로 30분 정도의 시간만이 할당된다. 식사하고 양치까지 하기에도 빠듯한 시간이다. 오후가 되어도 계속 수술과 마취는 시행된다.

하루의 일정이 무사히 끝난 이후에는 야간 당직 상황에 들어간다. 당직은 연차(年次)에 따라 좀 다르지만 전공의 수가 많지 않은 관계로 일주일에 한 두 번은 기본적으로 맡게 된다. 다른 과 전공의와 다른 점은, 다른 과 전공의들은 연차가 올라감에 따라 잡다한 일의 양이 조금씩 줄어든다는 장점이 있지만 마취통증의학과 전공의들은 연차가 올라갈수록 어려운 마취에 관여한다는 점이다.

지금은 사라진 문화지만 필자가 근무한 대학병원의 외과계 전공의들에게는 '100일 당직'이라는 게 있었다. 전공의 입문을 하고 첫 100일 동안은 외출, 외박 없이 병원 내에서만 생활해야 하는 관례였다. 환자를 다루는 의사에 입문하면서 치르는 일종의 정신훈련인 셈이다.

그러나 마취통증의학과 전공의들에게는 100일 당직이라는 게 없다.

왜냐하면 생명이 걸린 마취라는 것이 아무것도 모르는 1년차가 할 수 있는 것이 아닐 뿐더러 하루 종일 환자 상태 감시에 신중해야 하는 마취통증의학과이기에 수면 부족으로 인한 감시 소홀의 가능성을 미연에 방지하고자 혹독한 100일 당직을 시키지 않는 것이다. 대신 저녁 늦게까지 남아 윗년차들의 마취를 배우고 책을 보면서 이론을 습득한다. 외과계 전공의들의 부러운 시선을 한몸에 받으며 매일 퇴근하는 연차이다.

그러나 전공의 2년차, 3년차가 되면 소아마취나 심장마취와 같은 상대적으로 힘든 마취를 배우고 시행하게 되며 당직도 많이 하게 된다. 이때는 나름 마취에 대한 자신감이 생기는 시기로 교수님들도 어느 정도 실력을 인정해주고 일을 맡기게 된다. 또한 인력 부족 등으로 인하여 당직을 한 다음 날 또 다시 마취를 하는 경우가 대부분이라 가장 피곤한 연차이기도 한데 일은 많지만 마취에 대하여 재미를 느끼는 때이기도 하다.

4년차가 되면 전공의들의 대장이 되며 마취를 함과 동시에 전문의 시험을 준비하게 된다. 물론 전공의 시절 중 공부를 가장 많이 하는 시기인지라 지난 3년간 자신의 마취 행위에 대하여 이론적으로 부끄러움을 느끼게 되는 시기이기도 하다.

그러다 어느덧 기술적으로 그리고 지식적으로 나름 도를 터득하여 '나 홀로 마취'를 시행해야 하는 마취통증의학 전문의로 태어나게 된다.

10
수술실과 수술방

마취통증의학과 의사는 일생의 대부분을 수술실에서 보낸다. 수술실은 감염 위험 등의 이유로 일반인의 출입이 전면 통제되는 구역이므로 수술을 받아보지 않은 일반인들에게는 아주 생소한 공간이다. 심지어 수술을 받아본 경험이 있는 분들도 두려움이나 경황이 없는 이유 등으로 인하여 수술실 내 환경에 대해 잘 기억하지 못하는 경우가 대부분이다. 물론 요즘 많은 드라마나 영화 등에서 실감나게 수술실 장면을 보여주는 경우들이 많지만 생소한 곳으로 여기는 분들을 위해 잠시 소개하고자 한다.

대학병원이나 종합병원과 같은 대형병원은 규모가 큰 수술실을 갖추고 있는데 흔히 수술장(手術場)으로 부르기도 한다. 대부분의 수술실은 일반병실, 중환자실, 응급실 등에서 환자를 신속히 이동하기 위해서 병원의 중간층 즉, 중심부에 위치한다. 수술실 내에는 마취준비실, 간호사실 등과 함께 많은 수술방이 있는데 대학병원과 같은 대형병원에서는 수십 개의 수술방이 있어 마치 공장과 같이 하루 종일 분주하게 돌아간다. 대형병원의 수술방은 각 방마다 주로 시행되는 수술을 하는 과가 정해져 있는 것이 일반적이다. 예를 들어 산부인과 수술방은 하루 종일 산부인과 수술이, 신경외과 수술방은 하루 종일 신경외과 수술이 시행된다. 수술방에는 수술용 침대를 중심으로 전신마취기 및 환자 감시 장치가 있으며, 천정에는 수술 부위를 그림자 없이 밝게 비추어 주는 무영등이 기본적으로 있고 각 수술의 특징에 따라 다양한 장비들이 들어차 있다.

병원마다 차이는 있지만 대학병원급의 대형병원에서는 하루의 수술 건수를 소화해 내기 위해서 일반 직장인들보다 이른 시간에 수술을 시작하는 것이 일반적이다. 필자가 근무한 대학병원의 경우에도 마취가 동절기에는 8시, 하절기에는 7시 30분에 시작되므로 이를 준비하기 위해서는 이보다 훨씬 이전에 출근해서 준비해야만 했다. 수술 전에 과원들이 모두 모여 발표 혹은 환자 상태에 대한 집담회 등을 가지므로 겨울철에는 해가 뜨기 전에 출근하는 것이 일반적이다. 물론 퇴근도 해가 지고 나서야 할 수 있다. 따라서 겨울철에 해를 보는 것은 주말에나 가능하다고 할까….

각 수술방에서의 수술은 집도의를 중심으로 1~3명의 보조의사 그리고 간호사가 함께 진행한다. 이들은 모두 손을 소독하고 소독된 장갑을 끼고 가운을 입은 상태로 수술을 진행하며 한 명의 순환간호사가 이를 보조한다. 이처럼 한 명의 환자를 수술하기 위해서는 최소한 4~5명 이상의 의료진이 동원되는게 일반적이다. 집도의가 수술을 진행하는 동안 마취통증의학과 의사는 마취뿐만 아니라 환자 상태에 대한 전반적인 관리를 시행한다.

11
마취와 마약

마취통증의학과 의사는 합법적으로 마약을 가장 많이 다루는 사람이다. 마약성 약물은 마취에 있어 떼놓을 수 없는 가장 중요한 약물 중의 하나이기 때문이다.

마약은 인류 역사에 있어 알콜과 함께 가장 오래된 약물 중의 하나로, 이의 시작은 양귀비라고 할 수 있다. '파파베르 솜니페룸(Papaver somniferum)'이라는 학명을 가진 '양귀비(opium-poppy)'는 아편꽃이라고도 하는데 당나라때 최고의 미인이었던 양귀비에 버금갈 정도로 꽃이 아름답다고 해서 붙여진 이름이다.

양귀비는 신석기 때부터 있은 것으로 확인되지만 역사적으로 양귀비를 이용한 아편의 사용은 기원전 4000년경부터 시작된다. 기록에 의하면 오늘날의 이라크 지역에 살던 수메리아 사람들이 양귀비를 재배하고 이의 즙액을 건조시켜 아편을 만들었다고 하는데 아편을 '기쁨의 세상'이라는 의미로 '길(gil)', 양귀비를 '기쁨의 식물'이란 의미에서 '헐 길(hull gil)'이라고 불렀다고 한다. 기원전 3400년경 메소포타미아 시대때도 양귀비가 재배되었다는 기록이 있다. 초기에 아편은 종교 의식을 행할 때 사용되었는데 이후 그리스와 로마에서는 기분이 좋아지는 작용 외에도 진통작용이 있다는 것을 알고 의학 목적으로도 사용하기 시작하였다. 의학의 아버지인 히포크라테스(Hippocrates)도 두통, 기침, 천식,

우울증 등에 이를 사용하였다고 한다.

근대에 이르러 1804년 독일의 화학자인 설터너(Friedrich Serturner)가 아편의 주요 성분을 추출해 냄으로써 대량 생산이 가능하게 되었다. 그는 이 약물이 잠을 자게 하는 효과가 있어 그리스 신화에 나오는 꿈의 신인 몰페우스(Morpheus)의 이름을 따 '몰핀(morphine)'이라 이름 붙였다. 몰핀은 최초의 마약성 약물로 오늘날까지 마취 및 통증 치료에 많이 사용되고 있다. 하지만 그는 말년에 은둔자 생활을 하였고 만성 우울증으로 몰핀에 중독되었으며, 얼마 후 자신이 발견한 몰핀이 훗날 프라바즈(Charles Pravaz) 및 우드(Alexander Wood) 등에 의한 주사기의 발명과 함께 전 인류 의학에 미칠 막강한 영향을 알지 못한 체 인생을 마감하게 되었다. 설터너의 몰핀 발견 후 거의 1세기가 지난 후 헤로인(heroin, 1898년), 메사돈(methadone, 1939년), 나로핀(nalorphine, 1942년) 등의 마약성 약물들이 합성 및 개발되었다.

19세기 중반에는 마약 남용이 심각했는데 아편을 먹거나 흡입하는 방법이 주로 사용되었다. 그러나 1853년 우드(Alexander Wood)가 주사기를 발명한 후 마약을 혈관에 직접 주사하는 것이 가능하게 되면서 이때부터 통증 제거 목적으로 몰핀이 의학계에 많이 사용되었다. 이 당시 프랑스 생리학자인 버나드(Claude Bernade)가 몰핀을 마취 전에 투여하면 마취에 사용되는 흡입마취제인 클로로포름(chloroform)의 양을 줄일 수 있다는 것을 발견하였는데 이것이 마약성 약물을 마취에 접목시킨 가장 최초의 사용이었다.

전신마취에 몰핀의 유용성을 알린
버나드(Claude Bernade, 1813~1878)

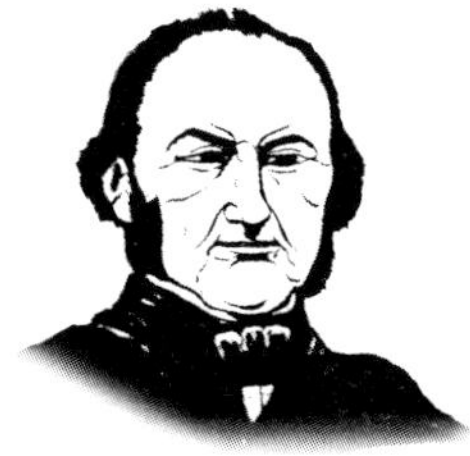

프랑스 생리학자로 몰핀과 에테르가 뇌에서 마취 작용을 일으킨다는 주장을 하였다. 몰핀을 마취 전에 투여함으로써 흡입마취제인 클로로포름의 양을 줄일 수 있다는 것을 발견하여 균형마취(balanced anesthesia)의 최초 창시자라 볼 수 있다.

한편, 미국 시민전쟁 때는 몰핀 남용으로 많은 군인들이 마약에 중독되기도 하였는데 이로 인해 마약중독을 '군인 질환(Soldier's disorder)'이라고 하기도 하였다.

또한 아편은 국가 간에 전쟁을 유발하기도 하였는데 1840년 중국 청나라와 영국간의 전쟁인 '아편전쟁'이 그 대표적인 예이다. 영국이 청나라와의 무역에 적자를 보게 되자 인도에서 재배한 아편을 청나라에 팔기 시작하였고 이로 인해 수많은 청나라 사람들이 아편에 중독되고 경제마저 어려운 상황에 처하게 되었다. 이에 청나라 관리인 임칙서가 영국 상인들의 아편을 빼앗아 불태우고 무역을 금지시킨 것이 아편 전쟁의 발단이 된 것이다. 당시 아편의 양이 2만 상자 정도였다고 하며 수백만 명의 중국인들이 아편에 중독되었다고 한다.

마약성 약물은 의학에, 특히 마취에 없어서는 안 되는 주요 약물 중의 하나로 마취통증의학과 의사는 마취전투약, 전신마취 보조제, 수술후 진통 목적 등으로 매일 마약성 약물을 사용한다. 마약이 중독성이 있다는 것은 누구나 알고 있는 사실이다. 그러나 수술 및 마취 시 사용되는 마약성 약물은 적절한 용량으로 한시적으로 사용되고 있으므로 환자에게 중독을 일으킬 정도로 사용되지는 않는다. 또한 법적으로 철저한 관리를 하도록 되어 있어 사용 시 용량이나 수량들의 관리 및 기록이 병원에서 철저히 시행되고 관리된다. 또한 이의 관리를 식품의약안전청에서 집중적으로 시행하고 있다.

12
기관내삽관
(氣管內揷管, endotracheal intubation)

앞에서도 이미 수차례 언급한 바 있지만 전신마취를 이야기함에 있어 기관내삽관을 이야기 하지 않을 수 없다. 기관내삽관은 말 그대로 호흡의 통로인 기관(氣管) 안에 부드러운 플라스틱 관으로 되어있는 '기관내튜브(endotracheal tube)'를 꽂는 것을 의미하는데 이를 통해 마취 중 흡입마취제와 산소를 공급하게 되며 동시에 위장 내용물이 역류해 폐로 들어가는 것을 막는 역할도 하게 된다.

마취를 함에 있어 가장 위험한 것 중의 하나가 환자의 기도(氣道)를 제대로 확보하지 못하는 것이다. 왜냐하면 마취약제를 투여하게 되면 잠을 잘 때 코를 고는 것과 같은 현상이 자주 발생하고 심할 경우 호흡이 제대로 이루어지지 않을 수 있기 때문이다. '기도 확보'란 환자의 호흡이 즉, 숨이 막히지 않도록 하는 것을 말한다. 따라서 기도 확보를 위한 기관내삽관은 전신마취에 있어 가장 기본적이면서 가장 중요한 시술이다.

기관내삽관이 제대로 이루어지지 않았거나 성공하지 못하면 자칫 환자가 사망할 수 있는데 마취유도 즉, 마취시작 시기가 정말 중요하며 또한 위험하다고 하는 이유가 바로 이 때문이다. 환자는 이미 정맥마취제로 인해 수면에 빠진 상태기 때문에 이 시술이 이루어지는지에 대해 전혀 알지 못하며 전신마취 후 간혹 목이 따끔거리거나 쉰 목소리가 나는 것이 이 기관내삽관으로 인해 발생하는 합병증 중의 하나이다.

과거 기관내삽관이 시행되기 전에는 기도 확보를 위해 목 중앙을 절개하는 '기관절개술(氣管切開術, tracheostomy)'을 시행하였다. 최초로 입을 통한 기관내삽관 시술은 10세기경 아라비아 의사인 아비센나(Avicenna)에 의하여 호흡곤란 환자에게 시행되었다고 한다. 그러나 실제 기관내삽관의 역사는 18세기에 시작되었다고 볼 수 있으며, 19세기 후반에 해부학과 생리학이 발전하면서 입을 통하여 기관내삽관을 하는 기술이 발전하였고, 1913년 잭슨(Chevalier Jackson)이 처음으로 요즘과 같은 후두경이라는 기구를 사용하여 기관내삽관을 시행하는 것을 보고하였다. 그러나 이전까지 기관내삽관을 연구하고 시행한 사람들은 자신들의 연구가 임상에 널리 시행되는 것을 보지 못하고 사망하였는데, 1940년대 중반에 이르러서야 병원에서 널리 이용되기 시작하여 오늘날에는 근육이완제의 도움으로 보다 쉽게 기관내삽관이 가능하게 되었다.

기관내삽관은 전신마취뿐만 아니라 응급 상황에서 환자의 생명을 살리는 가장 기본적인 시술이다. 마취통증의학과 의사는 매일 매일 이 기관내삽관을 시행하는데 마취통증의학과 의사가 응급 상황 시 심폐소생술에 가장 유능한 이유도 이 때문이다.

기관내 튜브(Endotracheal intubation) 삽관의 대부인 잭슨(Chevalier Jackson, 1865~1958)과 기관내삽관 모습

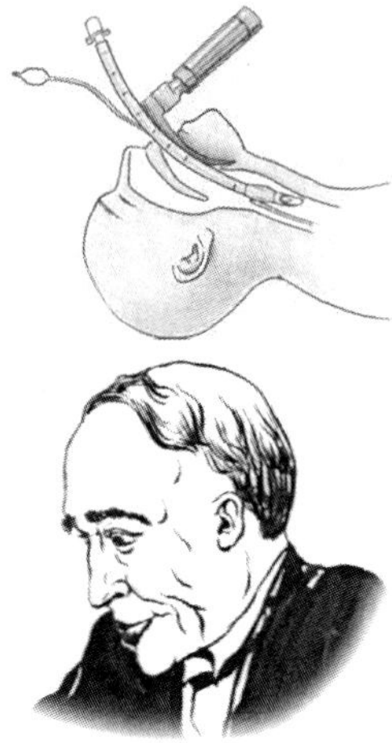

기관내 튜브의 삽관은 환자의 기도를 확보하기 위한 가장 기본적인 수단이며, 전신마취와 응급 상황 시 사용되는데 그림과 같이 후두경이라는 기구를 사용하여 환자의 기관에 튜브를 삽입한다. 이 튜브를 통하여 흡입마취제와 산소가 공급된다. 잭슨은 미국의 후두 질환 전문의사로, 1913년 오늘날과 같은 기관내 튜브 삽관술을 최초로 보고하였다. 그는 또한 식도 내 이물질을 제거하는데 있어 당대 최고의 의사로 알려져 있다.

13
전신마취와 근육이완제

전신마취 때 많이 사용되는 약물 중의 하나가 '근육이완제'이다. 근육이완제는 앞서 설명한 기관내삽관과 더불어 수술을 용이하게 하기 위한 근육의 이완에 유용한 마취 보조 약물이다.

근육이완제 사용 이전에는 복부 수술 시 복근때문에 배를 절개하기 어려워 사실상 외과적 수술이 거의 불가능하였다. 신경차단제가 1943년 근육이완제로 불리면서 마취에 널리 사용되었는데, 조직학적으로 신경과 근육이 접합하는 부위에 작용하여 근육의 마비를 일으키는 약물이다.

근육이완제의 기원은 16세기로 거슬러 올라간다. 당시 남아프리카의 아마존 지역 원주민들이 독이 묻은 화살로 사냥을 하는데 그때 동물이 마비가 되면서 질식사하는 것을 유럽인들이 발견하였다. 1595년 영국 랄리(Walter Raleigh)경의 저서에 처음으로 남미 원주민의 독화살에 대한 언급이 있으며, 1800년대 영국 탐험가인 워터톤(Charles Waterton)이 이를 유럽에 최초로 전하였다고 기록되고 있다. 이 독은 큐라레(curare)라는 물질로 근육이완제(신경근차단제라고도 한다.)의 시초이며 신경과 근육이 접하고 있는 부위에서의 아세틸콜린(acetylcholine)이라는 물질의 기능을 밝히는데 사용되기도 하였다. 한 가지 황당한 사실은, 큐라레를 사용하면 환자가 움직이지 않으므로 1940년대까지만 해도 이 큐라레에 마취 효과가 있는 줄 알고 마취에 사용한 것이다. 하지만 환자를 마취시킨 것이 아니라 마비시킨 참으로 웃지못할 일인 것이다.

큐라레(curare)를 널리 알린 찰스 워터톤
(Charles Waterton, 1782~1865)

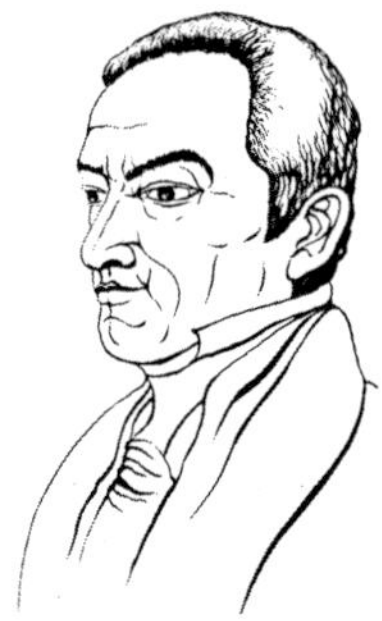

영국의 탐험가로 1800년대 초반 당시 영국의 식민지였던 남미 북부 해안의 기아나 지역을 탐험하면서 근육이완제의 시초인 큐라레를 최초로 유럽에 소개한 사람이다. 그는 박제술에 능하기도 하여 이를 흑인 노예인 에드몬스톤에게 전수하였고, 그가 다시 10대 소년에게 전수하였는데, 이 소년이 바로 훗날 '종의 기원'이라는 글을 통하여 진화론을 주장한 찰스 다윈(Charles Robert Darwin)이다.

1942년 마취학의 선두주자로 불리는 캐나다 마취과 의사인 그리피스(Harold Randall Griffith)가 흔히 맹장염이라고 하는 급성 충수돌기염 수술의 마취에 최초로 합성 큐라레를 사용하였다. 이전까지만 하여도 수술 시 복근의 이완 및 복부의 움직임 등을 없애기 위해서는 에테르(ether)나 사이클로프로판(cyclopropan)같은 흡입마취제를 많이 투여하는 방법만이 사용되었는데, 이러한 깊은 상태의 흡입마취는 부정맥, 심혈관 억제, 신장 및 간 손상 등과 같은 많은 부작용을 유발하였으며, 심지어 사망을 초래하기도 하였다. 따라서 당시에는 노인이나 병이 심각한 환자는 마취를 하지 못한다는 인식이 있었는데, 큐라레의 도움으로 깊은 흡입마취를 하지 않게 되면서 수술을 못하는 경우가 거의 사라지게 되었다. 즉, 깊지 않은 흡입마취와 근육이완제를 사용함으로써 환자를 안전하게 마취하는 '균형마취(balanced anesthesia)'라는 새로운 장이 열리게 된 것이다.

최초로 전신마취에 근육이완제를 사용한 그리피쓰 (Harold Randall Griffith, 1894~1985)

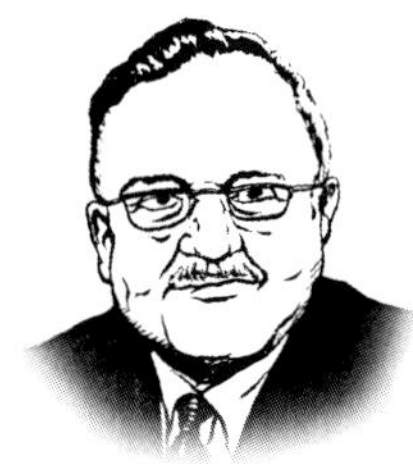

캐나다 의사로 마취과학의 선두 주자 중 한 사람이며 캐나다 마취과학회 및 세계마취학회의 초대회장을 역임하였다. 1942년 1월 23일 환자의 맹장염 수술에 최초의 근육이완제인 합성 큐라레를 그의 전공의인 존슨(Enid Johnson)과 함께 최초로 사용한 사람이다. 즉, 전신마취에 근육이완제를 최초로 환자에게 사용한 사람이다.

아주 최근 모 산부인과 의사가 한 여성에게 약물을 투여하여 사망한 사건이 며칠간 연이어 대서특필된 적이 있다. 한 가지 흥미로운 사실은, 여성에게 투여한 여러 약물들 중에 베카론(vecaron)이라는 근육이완제가 있었다는 것이다. 이것이 사실이라면, 그 여성이 사망한 것은 당연한 일이다. 마취통증의학과 의사의 입장에서 볼 때 이는 참으로 기가 막힌 일이 아닐 수 없다. 흔히 근육통이 있으면 개인의원을 찾아가 근육이완제 처방을 받는다. 그러나 전신마취 시 사용되는 근육이완제는 이와는 전혀 다른 작용을 하는 약물이다. 인체의 근육은 크게 골격근(skeletal muscle)과 평활근(smooth muscle)으로 이루어져 있는데, 전신마취에 사용되는 근육이완제는 골격근을 마비시켜 호흡을 정지시킨다. 이미 설명한 바와 같이 전신마취 시, 기도 확보를 위한 기관내삽관을 위하여 혹은 수술 시 복근의 움직임을 없애기 위하여 근육이완제가 흔히 사용되는데, 이 근육이완제를 투여하면 호흡근이 마비되어 환자가 숨을 쉬지 못하게 되고 인공호흡기로 호흡을 하게 되는 것이다. 따라서 전신마취 시 사용되는 근육이완제는 사실은 근육마비제라고 볼 수 있다.

과거 어느 군부대에서 한 사병이 근육통이 있어 군의관이 근육이완제를 처방하였는데, 그 약을 주사 맞고 환자가 숨을 못 쉬어 사망하였다고 하는, 믿거나 말거나 한 이야기가 있다. 이러한 혼선으로 인하여 최근 대한신경근연구학회에서는 근육이완제의 명칭을 바꾸고자 하는 의견들이 많이 생기고 있다.

14
마취료(마취행위료)는 어느 정도일까?

우리나라 의료보험은 1977년 500명 이상 사업장에 대하여 의료보험 적용이 시행되다가 1988년 농어촌 의료보험이 실시되었고, 그 다음해인 1989년 전 국민 의료보험이 시행되었다. 우리나라 의료보험 정책에 문제가 많다는 것은 널리 알려져 있는데, 이는 환자만이 아니라 의료인들에게도 마찬가지이다. 환자들의 입장에서는 자신이 내는 보험료가 아깝고 또 많이 내는 것 같은 생각이 들며, 의료인들은 의료보험 수가가 터무니없이 낮다고 불평을 쏟아낸다. 이 모든 것들의 가장 큰 원인은, 국민 건강을 책임지는 국민건강보험공단의 정책 및 재정이 그야말로 건강하지 못하기 때문에 발생하는 것이 아닐까 생각된다. 그렇다면 여기에서는 마취료 즉, 마취행위료가 얼마나 되는지 잠시 소개하고자 한다.

2011년도 건강보험 요양급여비용 책자를 보면 마취방법에 따라 약간의 차이가 있으나 1시간을 기본으로 일반 전신마취의 마취료는 74,680원이다. 1시간이 넘으면 마취료는 이후 15분 간격으로 8,890원이 추가된다. 만약 2시간의 전신마취를 받았다고 하면 기본 74,680원에 35,560(8,890×4)원이 추가되어 총 110,240원이 된다. 이중 환자 부담금은 30%로 33,072원을 환자가 부담하며 나머지 77,168원은 보험공단에서 병원에 지급한다. 위험성이 높은 연령이나 평일이 아닌 경우에는 가산금이 적용되는데, 만 8세 미만과 만 70세 이상 노인에 대해서는 30%가 가산되며, 신생아의 경우 60%, 공휴일이나 응급 시는 50%가 가산된다.

2012년 우리나라 근로자의 최저임금이 시간당 4,580원인데 1시간 마취료가 74,000원 정도니 일반인들의 입장에서는 엄청 많은 금액이라 생각될 수도 있다. 하지만 이 마취료에는 마취기계 및 환자 감시 장치 등의 비용은 포함돼 있지 않다. 환자의 안전한 마취를 위해서는 정밀한 마취기계와 환자 감시 장치가 필수인데, 일반적으로 마취기계 한 대 가격이 수천만 원에 달하고 환자 감시 장치 역시 수백에서 수천만 원에 달한다. 또한 마취통증의학과 의사만이 아니라 함께 일하는 마취 간호사나 간호조무사들의 임금 등을 고려하면 마취료만으로 장비 값과 인건비를 벌충하기는 현실적으로 힘들다. 따라서 병원에서도 마취통증의학과가 수익성이 있는 과로 분류되지 않는 게 현실이며, 이로 인하여 마취통증의학과 의사 수를 여유 있게 채용해 주지 않는다. 이것이 마취통증의학과 전문의가 마취보다는 통증치료로 많이 전환하고 있는 가장 큰 이유 중 하나이다.

필자가 대학병원 교수 시절 강의 때 매년 하는 말이 있었다. 의사가 무작정 돈을 벌려고 해서는 안 되며 돈을 벌려고 하는 사람은 의사가 되면 안 된다는 것이었다. 그러나 현실적으로 기본적인 수익이 보장돼야 마취통증의학과 전문의 중 많은 전문의들이 마취를 주업으로 할 수 있으며 결과적으로 양질의 마취관리를 환자들에게 제공할 수 있을 것이 아닌가 하는 아쉬움이 남는다. 이는 필자가 정말로 마취를 사랑하고 필자가 맞는 환자들을 사랑하기 때문에 드는 생각이다.

15
치과 치료 및 수술을 위한 마취

필자 역시 마찬가지지만 아마도 대부분의 사람들이 통증은 물론이거니와 눈 위에서 비춰지는 눈부신 불빛과 재그락 재그락, 윙윙하는 시술도구 및 기계 소리 등과 같은 특유의 분위기 때문에 '치과'라는 그 자체를 두려워하고 싫어하지 않을까 싶다. 웬만하면 안 가려고 버티다 치아가 더 상한 후에야 치과 문을 두드리는 경우가 대부분일 것이다. 이러한 공포로 인하여 치과 치료 시 조그마한 통증에도 더욱 예민하고 민감해질 수밖에 없다. 또한 치과치료를 받은 후 실제 치료한 곳은 별로 아프지 않은데, 의외로 전신이 쑤신 듯 아픈 경우를 경험하기도 한다. 이는 경우 치과 치료를 받을 때 통증을 미리 두려워하여 손과 발에 힘을 잔뜩 주어서 생긴 일종의 근육통이다.

치과 질환의 치료 및 수술을 위한 마취는 침윤마취 즉, 국소마취와 수면마취, 그리고 간혹 전신마취로 시행된다. 흔히 충치나 사랑니 발치 등과 같은 간단한 경우에는 해당 부위만을 마취하는 침윤마취를 시행하는데, 이는 치과 의사가 직접 시행한다.

아이들에겐 치과 자체가 소리를 지르고 난리를 피우게 되는 무서운 공간이 되기도 한다. 그들에겐 치과가 당연히 너무나도 무섭고 아픈 장소로 인식된다. 의사소통이 되지 않는 어린 소아들을 상대로 치과 치료를 할 경우에는 요즘은 진정요법을 많이 사용하는데 전문적인 소아치과 의원이나 병원이 많이 생겨나면서 이 방법이 많이 이용되고 있다. 진정요법을 위해서는 신경안정제나 약한 수면제를 흔히 사용하는데 30분 이내에 깨어날 정도의 용량을 사용함으로써 치료를 원활히 할 수 있다. 진정요법은 웃음가스 등을 흡입하게 하는 흡입마취와 시럽 등을 이용한 진정제의 경구투여의 두 가지 방법을 주로 사용하며 필요할 경우 미다졸람(midazolam)과 같은 진정 효과가 있는 약물을 코 안에 투여하기도 한다.

과거처럼 아이를 묶거나 손발을 꽉 잡고 치료를 하는 경우, 아이가 치과에 대해 더욱 공포심을 가질 수 있고 치료 후 정신적인 스트레스 증상이 나타나는 등의 부작용이 생길 수도 있기 때문에 진정요법이 권장된다. 물론 진정요법에 의한 위험도 따르는데, 이는 그 자체가 위험한 것이 아니라 잘못 적용하여 생기는 경우이므로 진정요법 자체를 문제시 할 수는 없으며, 이에 대한 경험이 많은 의사가 담당하는 것이 안전하다.

또한 수면마취는 말 그대로 아예 수면상태 즉, 잠시 잠들게 하는 것이지만 말을 시키면 말도 하고 들을 수도 있다는 점 등이 전신마취와는 차이가 있다. 요즘은 임플란트를 할 때도 수면마취를 하기도 하는데 환자의 공포감이나 수술에 대한 불안감을 해소시켜 주고, 긴 수술 시간이 수면과 함께 지나감으로써 오랜 시간동안 입을 벌리고 있다는 지루함과 고통을 없애는 장점이 있다. 이 경우 역시 호흡수, 혈압, 맥박성 산소농도측정기 등과 같은 환자 감시 장치와 환자 상태를 관리할 수 있는 의료진이 필수이다. 즉, 마취통증의학과 전문의와 전담인력을 통한 안전한 마취, 전문수술실과 수술 중 실시간 환자 감시 및 응급상황에 신속히 대처할 수 있는 완벽한 장비가 반드시 갖추어져야 한다.

치과의 전신마취는 기도와 관련돼 있으므로 특히 신중을 요한다. 사실상 치과 수술 후에 간혹 발생하는 마취 관련 사고의 대부분은 기도와 관련된 사고이다. 특히 턱수술이나 양악수술과 같은 경우(물론 이러한 수술들은 개인 성형외과에서도 많이 시행된다.) 전신마취를 시행하게 되는데, 마취통증의학과 전문의가 상주하지 않는 대부분의 개인의원은 응급 상황 시 대처 능력이 떨어지므로 마취통증의학과 전문의가 상주하고 있는 병원이나 의원에서 수술과 마취를 받는 것이 아무래도 안전하다.

이 책의 앞부분에서 이야기했듯이 유능한 조종사가 운전하는 큰 비행기를 타는 것이 초보 조종사가 운전하는 경비행기를 타는 것보다 안전하다는 원리와 같다.

16

나의 마취 신체 등급은?

마취통증의학과 의사들은 마취를 받는 환자들의 신체 상태를 등급으로 나누어 총 6등급으로 분류한다. 이를 '미국마취과학회 신체 등급(ASA physical status)'이라 하는데 건강한 상태를 1, 경한 전신질환이 있는 경우는 2, 심한 전신질환이 있는 경우는 3, 심한 전신질환이 있으면서 생명을 위협할 정도는 4, 수술하지 않으면 사망하는 경우는 5, 그리고 장기 기증을 하는 뇌사 상태의 장기 제공자를 6으로 분류한다.

예를 들어 가벼운 당뇨나 약물로 조절되는 고혈압, 약간의 비만 등은 신체 등급 2에 해당하며 관상동맥질환, 만성폐쇄성폐질환, 최근 심근경색이 발생한 경우 등은 신체 등급 3, 만성 심부전 및 신부전 등은 신체 등급 4에 해당한다. 환자 신체 상태를 이러한 등급으로 나누는 이유는, 이에 따라 마취 위험성이 달라지기 때문이다. 물론 등급의 구분이 애매한 경우도 있어 이러한 구분을 부정하는 경우도 있긴 하지만, 위험성을 나타내는 간접적인 지표로 아직까지는 유용하게 사용되고 있다.

신체 등급에 따른 마취 후 사망률 보고들에 의하면 신체 등급 1은 0.06~0.08%, 신체 등급 2는 0.27~0.4%, 신체 등급 3은 1.8~4.3%, 신체 등급 4는 7.8~23%, 신체 등급 5는 9.4~51% 정도로 마취 후 사망률이 발생한다고 한다. 결국 신체 등급이 1에서 2가 되면 사망 위험도는 4~5배 정도 높아지며 신체 등급이 3이 되면 사망 위험도는 약 30

배 정도 높아지게 된다. 이처럼 신체 등급 수치가 높을수록 위험성도 급격히 높아지는데 사는 동안 수술과 마취를 받아야 하는 상황이 언제가 될지 모르므로 평소 자신의 신체 등급을 1로 유지하도록 노력하는 것이 중요하지 않을까? 신체 등급이 2만 되어도 마취 후 사망할 확률이 1,000명당 3~4명이 된다고 하니 말이다.

'건강한 신체에 건강한 정신'만이 아니라 '건강한 신체에 안전한 마취'라고나 할까?

17
고혈압과 마취

우리나라 고혈압 환자는 놀랍게도 600만 명 이상으로 30세 이상 성인 3~4명 중 1명은 고혈압 환자인 셈인데, 불행히도 이중 절반 정도는 치료를 제대로 받고 있지 않다고 한다. 고혈압은 수축기 혈압이 140mmHg 이상 혹은 확장기 혈압이 90mmHg 이상인 경우를 말한다. 고혈압 환자는 마취 시 그 위험성이 높아지는데 한 연구 보고에 의하면 고혈압 환자의 응급 수술 후 심근경색, 폐부종, 뇌혈관계, 그리고 신장에의 합병증 등의 발생 빈도가 약 10% 정도로 정상 혈압 환자에 비해 2~3배 높다고 한다. 그럼 왜 고혈압 환자의 마취가 위험한지 알아보자.

우선 고혈압 환자는 질환의 특성상 혈관의 탄성이 감소돼 있어 혈압의 급작스런 변화에 적응을 잘 하지 못한다. 즉, 정상 혈압인 환자는 심혈관계의 적절한 변화에 따라 반사적으로 혈관이 수축·이완되면서 정상 혈압을 유지하려는 방어기능이 작용하는데 고혈압 환자들은 그렇지 못하다. 마취 시 사용되는 대부분의 약제들은 혈관을 확장시켜 혈압을 감소시키는데 고혈압 환자는 저혈압이 발생되면 뇌의 허혈과 같은 상태가 발생할 수 있다. 또한 고혈압 환자는 평소 복용하는 이뇨제와 같은 약으로 인하여 저칼륨혈증이나 저마그네슘혈증 등과 같은 비정상적인 대사 상태인 경우가 많아 수술 시 부정맥을 일으킬 가능성이 높다.

한편, 환자들의 마취 시 금식을 하게 하는데 이로 인하여 아직도 많은 병원에서는 고혈압 환자들이 평소 복용하는 약물을 수술 당일에 먹지 못하게 된다. 그러나 이는 아주 잘못된 것으로, 평소 복용하던 고혈압 약물은 수술 당일 아침까지 복용하는 것이 좋은데, 갑자기 복용을 중단하면 허혈성 심장이 될 수 있기 때문이다. 따라서 수술 당일 금식은 하되 물 한 컵 정도와 함께 평소 복용하는 고혈압 약물은 먹는 것이 좋다.

18
당뇨병과 마취

세계적으로 당뇨병 환자 수는 성인의 20% 즉, 약 2억 4,500만 명 정도로 추산되고 있는데 우리나라의 2011년 건강보험정책연구원 자료에 의하면 당뇨병 환자가 200만 명이 넘는다고 한다. 당뇨병의 진단은 주로 혈당검사를 통하여 이루어지는데, 혈중 포도당 농도가 200mg/dL 이상이고 당뇨병의 전형적인 임상 증상이 있는 경우, 8시간 공복 후 혈당이 126mg/dL 이상인 경우, 그리고 경구당부하검사 시 식후 2시간 혈당이 200mg/dL 이상인 경우 당뇨병으로 진단된다. '경구당부하검사(經口糖負荷檢查)'란 12시간 금식 후 물과 함께 75g의 포도당 용액을 섭취한 다음 30분 간격으로 2시간 동안의 혈당치를 측정하는 검사를 말한다.

종합병원 입원 환자의 10~20%가 당뇨병 환자이고 당뇨병을 가진 환자의 25% 정도는 평생 한 번 이상의 수술을 받는다고 한다. 당뇨병 환자는 수술 및 마취에 따른 합병증 발생률이 높고 사망률 또한 일반 환자들에 비해 5배 정도 높으므로 수술 및 마취 시 이들 환자들에 대해서는 특별한 관리가 필요하다.

당뇨병은 신경, 신장, 망막, 혈관 등에 합병증을 유발할 수 있는데 혈당을 적절히 조절하지 못할 경우 저혈당증, 고혈당증, 당뇨병성 케토산증, 혼수 등이 나타날 수 있다. 당뇨병 환자는 마취와 관련된 일반적인 합병증과 함께 부적절한 혈당치 조절 및 감염의 가능성도 증가한다. 수술 및 마취 후 당뇨병 환자의 사망은 주로 감염에 의한 패혈증이나 심혈관계 합병증으로 인하여 발생한다. 이들 환자들의 합병증 중 감염이 약 65% 정도이고 사망 환자의 1/4이 감염 때문인데 이는 주로 백혈구 기능의 이상에 의해 생겨난다. 또한 심혈관계의 합병증도 많이 발생하는데 심근 허혈 등과 같은 합병증이 생길 수 있다. 이외에도 신장의 문제, 그리고 자율신경계 조절 이상 등으로 저혈압 등이 발생할 수 있어 결과적으로 마취 관련 합병증 발생 가능성 및 사망률이 높아지게 된다.

한편 당뇨병 환자에서는 비만도 많이 나타나는데 이 또한 합병증 및 사망의 요인이 될 수도 있다.

요즘 사용되는 마취약제나 근육이완제 자체는 당뇨병 환자에게 큰 영향을 미치지는 않는다. 하지만 수술 시 받은 스트레스로 인하여 수술 후 인슐린 필요량이 증가할 수도 있다.

당뇨병이 있다는 자체보다는 적절한 혈당치를 유지하는 것이 보다 중요하다. 따라서 마취통증의학과 의사는 마취 중 환자의 심혈관계 안정 및 적절한 혈당치 조절에 신경을 쓰는데 매 1~2시간에 혈당치를 측정하며 마취 중 혈당치가 250mg/dL 이상으로 측정되면 인슐린을 주사하여 혈당치를 80~150mg/dL 정도가 되도록 조절한다.

먹는 약으로 혈당을 조절하고 있는 환자들은 인슐린을 제외하고는 수술 당일 아침까지 한 모금의 물과 함께 약을 먹는 것이 좋다. 또한 오후보다는 아침 첫 수술이 좋은데, 이는 혈당치 관리가 용이하기 때문이다.

19
비만과 마취

서구화된 식습관과 바쁜 현대인의 생활로 인한 운동 부족 등으로 국내에서도 비만 인구가 꾸준히 증가하고 있다. 대한비만학회 보고에 따르면 2000년 이후 우리나라 비만 인구가 30% 이상이라고 보고된 바 있다. 서구 역시 비만 성인이 30% 이상이며 고도비만이 약 5% 정도가 되고, 소아에서도 비만이 급속도로 증가하여 6세 이상 소아의 12%를 비만으로 보고되고 있다.

비만 여부를 알기 위해서는 '이상체중(ideal body weight)'을 알아야 하는데, 그렇다면 어느 정도가 나의 이상체중일까? 이상체중을 정의하기는 매우 어려운데 마취통증의학과에서는 '신체용적지수(BMI, body mass index)'라는 것을 지표로 사용한다. 이는 체중(kg)을 신장(m)의 제곱으로 나눈 것인데, 예를 들어 90kg의 남자가 신장이 1.8m일 경우, 신체용적지수는 $90/1.8^2$로 약 27.8이 된다. 신체용적지수는 남자의 경우 22, 여자의 경우 20이 정상인데 남자는 27, 여자는 25가 넘으면 비만으로 정의하고 35~40이 넘으면 고도비만으로 정의한다.

또 하나의 비만 정도를 측정하는 쉬우면서 널리 이용되는 방법으로는 (신장(cm) - 100) × 0.9를 표준체중으로 보고 현재체중(kg)/표준체중(kg)을 비만도(%)로 보는 방법이 있다. 위에서 예를 든 남자의 경우 (180cm - 100) × 0.9 = 72kg이 표준체중이 되므로 현재체중/표준체중의 비를 계산하면 90kg/72kg = 125%가 된다. 이 계산에 의하면 110~120%는 과체중(overweight), 120~140%는 비만(obesity), 140% 이상은 고도비만(morbid obesity)으로 정의된다. 지금 나의 비만 지수는 어떤지 한번 계산해 보는 것도 재미있을 것이다.

그렇다면 비만일 경우 전신마취에는 어떠한 영향이 있을까? 물론 비만이라고 해서 전신마취를 받지 못하는 것은 아니며, 비만이 그다지 심하지 않을 경우에는 사실상 전신마취에 큰 문제는 없다. 그러나 고도비만일 경우에는 상당히 위험한 합병증들이 발생할 수 있다. 게다가 이미 고도비만인 환자는 당뇨병, 고혈압, 심장질환 등을 가지고 있는 경우가 많아, 이러한 환자들의 수술 및 마취 후 사망률이 비만이 아닌 사람에 비해 3배 정도 높다.

비만이 심할 경우 즉, 고도비만일 경우 가장 큰 문제는 역시 수술 중이나 수술 후 호흡기 관련 문제로 기도 폐쇄나 폐 기능 감소 등이 쉽게 발생할 수 있다는 점이다. 한 보도에 의하면, 전신마취로 수술을 받은 환자들 중 심각한 기도 합병증으로 사망했거나 뇌가 손상됐거나 중환자실로 이송돼 긴급히 호흡관이 삽입된 환자들의 경우를 조사 분석 한 결과, 비만인 환자가 정상체중 환자에 비해 이러한 합병증이 나타날 위험이 2배 높은 것으로 나타났다.

이외에도 비만의 경우 체내 대사가 증가하고 심혈관계의 변화, 약물작용의 변화 등과 같은 다양한 병태생리학적 변화가 동반된다. 따라서 고도비만 환자는 가능하면 전신마취보다는 국소마취나 부위마취를 받는 것이 보다 안전하다고 할 수 있다. 그러나 평소 적절한 운동과 음식조절로 비만을 예방하는 것이 자신을 위해 무엇보다 중요한 일일 것이다.

20
소아의 마취

마취통증의학과 의사들은 대개 모든 전신마취 시 다 그러하지만, 소아들 특히 1개월 이하의 신생아나 1세 미만의 영유아를 마취함에 있어서는 특히 긴장하곤 한다. 소아들 특히 아주 어린 아기들을 전신마취할 때는 혈관을 잡는 일부터가 여간 힘든 일이 아니다. 한번만에 성공하는 경우는 정말로 운이 좋은 경우라고 봐야 한다. 혈관이 너무 가늘어 조그만 손과 팔의 이곳저곳을 주사바늘로 찌르다 보면 땀이 절로 난다.

일단 혈관확보를 성공하고 나면, 기도확보라는 또 다른 관문이 기다리고 있다. 전신마취의 기도확보는 앞에서 이야기한 바와 같이 주로 기관내삽관으로 이루어지는데 소아는 성인과 달리 입안의 공간에 비해 혀가 상대적으로 크며 성인과 다른 기도의 해부학적 구조로 기관내삽관이 힘든 경우가 많다. 따라서 마취통증의학과 전공의가 소아의 마취를 시행하는 것은 나름 성인들의 마취에 대한 경험을 충분히 쌓은 뒤에야 시작하게 된다. 이렇다보니 소아에게 기관내삽관 시 기도확보가 어렵고 산소 소모량이 많아 쉽게 저산소증에 빠질 수 있어, 이 때 심정지 사고가 가장 많이 발생한다. 마취 시 발생하는 소아 심정지의 80%가 기관내삽관 시기에 발생하며 1세 미만에서 특히 많이 발생하는 것이 이러한 이유에서다.

미국마취과학회의 보고에 의하면, 1975년에서 1985년 사이 소아의 마취사고 즉, 사망 및 뇌사 상태에 의한 소송의 85%가 기관내삽관으로 인해 발생하였으며 1990년대 이후에는 31%로 감소하였다고 한다. 여기에는 맥박산소포화측정기나 호기말이산화탄소측정기 등과 같은 환자 감시 장치의 발달 및 보급이 가장 중요한 역할을 하였다.

'Children are not just little adults.'라는 말이 있다. 소아를 단순히 어른의 작은 형태로 보아서는 안 된다는 것이다. 이 말은 소아를 마취함에 있어서 어른에 비해 몸집이 작고 체중이 적게 나간다고 해서 단순히 마취약제를 조금 투여하거나 마취를 조금만 하는 것으로 생각해서는 안 된다는 의미이다. 소아에 대한 전신마취는 기본적으로 마취약제가 소아의 몸 속에서 어떠한 효과를 보이고 대사 및 배설이 되는지(이를 '약물동태학(藥物動態學, pharmacokinetics)'이라고 한다.)를 알고 시행해야 하는데 소아의 몸에 투여된 약물이 몸 안에서 분포, 흡수, 대사, 배출되는 것이 어른들과 달라 마취통증의학과 의사는 이에 대한 생리학적 차이를 알고 마취를 시행하게 된다.

소아들은 생리적으로 성인과 많은 차이가 있는데, 그 중 기본적인 것 몇 가지를 알아보도록 하자. 소아들은 성인들에 비해 산소를 더 많이 소모하는데 신생아의 경우 성인보다 약 2배 정도 소모한다. 따라서 신생아는 자신에게 필요한 산소를 공급하기 위하여 심장에서 전신으로 혈액을 뿜어내는 양 즉, 심박출량이 30~60% 증가해 있는 상태가 된다.

또한 혈액 내의 '태아성 혈색소(fetal hemoglobin)'라는 것 때문에 조직으로 산소를 보내는 능력이 떨어지므로 이를 보상하기 위하여 심장에서 뿜어내는 혈액량이 증가하고 혈색소 수치가 높은 상태가 된다. 일반적으로 혈액 내의 태아성 혈색소는 신생아의 경우 70% 이상, 생후 6개월은 5% 미만, 그리고 정상 성인에게는 1.5% 미만으로 존재하는데 대개 조직으로 산소를 방출하는 능력이 성인과 비슷해지는 것은 생후 4~

6개월 부터이다.

또한 소아의 심장은 심실을 확장하는 능력이 충분하지 못하므로 심장을 빨리 뛰게 함으로써 심장에서 뿜어내는 혈액량을 증가시킨다. 이로인해 심박동수가 증가하게 되는 것이다.

이외에도 신생아나 영유아는 폐환기량, 혈액량이 체중에 비해 상대적으로 증가되어 있는 상태이고 체내에서의 수분 이동 또한 성인처럼 원활하지 않다. 이러한 생리적인 차이와 함께 골격근의 양, 약물 대사율, 약물 수용체의 미성숙 등으로 인해 소아의 전신마취 시 약물의 반응은 성인과 다르게 나타난다.

따라서 소아의 전신마취는 이들의 해부학적, 생리학적 발달 과정을 충분히 이해해야만 안전하게 시행할 수 있으며 소아, 특히 1세 미만의 영유아는 마취통증의학과 의사 중에서도 소아마취 경험이 많은 의사에 의하여 이루어져야 안전하다.

21
노인마취

어느 날 문득 신문을 보니, 2011년 우리나라 65세 이상 노인 인구가 사상 최초로 500만 명을 넘어 전체 인구의 10.3%를 차지한다고 하였다. 세계연합기구 즉, 유엔에서 정의한 바에 의하면 65세 이상 인구가 전체 인구의 7% 이상일 때를 고령화 사회(ageing society), 14% 이상일 경우 고령 사회(aged society), 20% 이상일 경우 초고령 사회(post aged society)라 한다. 이 기준으로 볼 때 우리나라는 이미 고령화 사회에 있으며, 이러한 추세라면 곧 초고령 사회로 진입할 것이다.

한편 이들 노인의 의료비는 현재 연간 7조 원 정도로 전체 의료비의 30% 이상을 차지하는데, 5년 전에 비해 노인 인구는 약 30% 증가한 반면 진료비는 약 150% 증가하였다.

마취에 있어서도 노인, 즉 고령은 마취의 위험성을 높이는 직접적인 요인이 된다. 노인은 마취나 수술로 인한 스트레스를 견디는 능력이 젊은 사람에 비해 현저히 떨어지며 수술 후 합병증 발생이나 사망률 또한 높기 때문이다. 또한 경우에 따라서는 나이 그 자체에 의한 신체의 변화도 문제지만, 그 보다도 나이와 동반해 발생하는 질환이 더욱 문제가 되기도 한다.

노인(老人)이란, '늙은이'란 뜻으로 좋은 표현이 아니다. 사실 연세가 드신 분들도 노인이란 말을 듣기 싫어한다. 우리나라는 흔히 60세 이상을 노인으로 불러왔으며 노인복지관도 60세 이상부터 이용할 수 있다. 우리나라 건강보험공단에 의하면 70세 이상을 노인의 기준으로 한다. 미국과 서구에서는 65세를 기준으로 하며 마취학에서도 65세를 기준으로 한다. 그러나 생년월일에 의한 나이보다 신체적 연령 즉, 생활 연령이 더욱 중요하다.

마취 전에 환자의 상태를 파악하는 것이 중요한데 존스 홉킨스 병원 창시자 중의 한 명인 오슬러(William Osler)는 '환자의 말을 잘 들어라. 그러면 그가 진단을 알려줄 것이다.' 라는 말을 한 바 있다. 그는 의과대학생들이 직접 병원에서 배울 수 있도록 하고 의사들의 전공의 제도를 처음 만든 사람으로, 근대의학의 아버지(Father of modern medicine)라고 불린다. 그러나 그의 말과 달리 노인에 있어서는 말을 듣는 것만으로는 환자의 상태를 파악하기 힘든 경우가 많으며 경우에 따라서는 시간낭비가 되는 경우도 있다.

노인마취를 '제리애트릭 애너스시저(geriatric anesthesia)'라고 하여 하나의 장(章)으로 따로 분류하고 있는 만큼 이 연령대의 마취는 그만큼 어렵다. 다시 말하거니와 고령 그 자체는 질환이 아니며 고령이 건강 상태를 비례하여 반영하지는 않는다.

노인에게는 성인과 다른 다양한 생리적인 변화가 있는데 이는 마취에 영향을 미친다. 고령일수록 장기의 기능이 저하되면서 수술이나 마취와 같은 스트레스를 견디는 능력 또한 감소하게 된다. 따라서 마취 후 합병증 발생이나 사망률이 높아지는데, 이때 고령 자체보다는 동반질환 여부가 오히려 더 중요한 요소가 된다. 즉, 같은 연령의 노인이라도 수술 전 건강 조절이 잘 되어 있는 경우 위험성이 감소하나 그렇지 않은 경우에는 위험성이 증가하며 응급 상황에서는 더욱 그러하다. 결국 노인마취는 연령과 기존 질환의 합이라는 선행적인 문제로 인하여 많은 어려움이 따른다.

독일의 포펠바움(Poppelbaum)이라는 의사는 노인에 대한 마취는 수술 시간을 짧게 하는 것이 가장 우선이며 마취통증의학과 의사의 중요성은 그 다음이라고 하였다. 결국 가능하면 짧게 수술을 하여 마취 시간을 단축시키는 것이 노인 환자의 안전에 가장 중요한 요소 중의 하나로 볼 수 있다.

22
마취와 간 기능

마취 전 시행되는 기본 검사 중에 간 기능 검사가 있는데, 이는 간에서 다양한 생리적 역할이 이루어지기 때문이다. 간은 지방, 단백질, 탄수화물 대사와 직접적인 연관이 있으며 지혈과 관계된 혈액응고인자 생성에도 관련된다. 또한 마취약물의 효과에도 영향을 미칠 수 있다.

과거 전신마취 후 간이 안 좋아졌다는 말도 있었는데, 이는 과거 사용하던 흡입마취제 때문에 생긴 이야기이다. 과거 흡입마취제 중 할로탄(halothane)이라는 흡입마취제에 의하여 간 손상이 많이 발생하였는데, 이를 '할로탄 간염(halothane hepatitis)'이라 하며 할로탄을 사용한 환자 7,000~30,000명당 1명 정도에서 발생하였고, 치명적인 상태까지 가기도 하였다. 그러나 지금은 할로탄을 사용하지 않으며 아예 제약회사에서 생산 자체를 하지 않는다.

한편, 마취 자체가 간 혈류에도 영향을 미치지만 요즘 사용되는 마취약제는 간 혈류에 큰 영향이 없는 것으로 보고되고 있다. 현재에는 간에 영향을 거의 미치지 않는 마취약제가 개발돼 사용되고 있으므로 마취로 인하여 간 기능이 나빠지는 경우는 거의 없다.

그러나 마취약제가 아닌 기존의 간질환 유무, 수술 중 저혈압 등은 수술과 마취 후 간 기능에 영향을 줄 수 있다. 특히, 이미 간 기능이 손상되어 있는 환자의 경우에는 마취 후 간 기능이 더욱 나빠질 수 있다.

미국 메이오 클리닉(Mayo Clinic)의 보고에 의하면 간질환을 앓고 있는 733명 환자의 전신마취 후 11.6%의 환자가 사망하였고, 30%의 환자에서 합병증이 발생했다고 한다.

예전에 TV 광고에서 나온 '간 때문이야~, 간 때문이야~'라는 말이 유행한 적이 있다. 간 기능이 나쁘면 마취 후 간 기능이 정상인 환자에 비해 상당히 높은 빈도로 합병증이 발생하므로 평소 간 기능이 나빠지지 않게 자신의 건강을 미리 챙기는 것이 중요하다.

23
술과 마취

전신마취 전에 금식해야 하므로 당연히 음주 역시 허용될 수 없다.

한번은 마취 전 환자의 입에서 술 냄새가 나는 것을 확인했는데, 밤늦게까지 술을 마시고 얼마 지나지 않아 수술실로 들어온 환자였다. 참으로 대단한 분이지 않은가? 마취 전 금식을 하는 이유는, 전신마취 시 기관내삽관을 하게 되는데 이때 위장에 음식물이 역류하여 기도로 넘어가게 돼 흡인성 폐렴이 발생할 수 있기 때문이다. 이는 앞에서도 설명한 바가 있다. 이런 이유로 금식을 철저히 지키게 하는 것인데 하물며 술이라니…. 아무리 술을 마시고 싶어도 자신의 건강을 위해서라면 잠시나마 마시지 않는 것이 당연하지 않을까?

술과 마취는 어떤 관련이 있을까? 술이 언제부터 인간과 함께 했는지는 정확하지 않으나, 신석기 시대 술을 담근 병이 발견됨으로써 최소한 그때 혹은 그 이전부터 술이 만들어지기 시작했다는 것을 알 수 있다.

술이 건강에 많은 영향을 미친다는 것은 누구나 잘 알고 있는 사실이다. 수술 며칠 전에 술을 마신 경우라도 마취 중 혈압이 감소하는 경우가 많으며 수술 후 감염, 출혈, 심장 문제, 사망 등의 위험이 증가한다. 더욱이, 수술 바로 전날 술을 마시면 혈액 내 알콜이 마취약제와 반응하는 결과를 초래하는 상태가 되므로 절대 금물이다.

평소 술을 많이 마시는 환자들은 스트레스에 대한 반응이 늦고, 몸의 방어기능이 느리게 작용하며, 대사 및 전해질의 변화, 혈중 당 농도의 변화 등 다양한 변화가 생긴다. 그러나 무엇보다도 중요한 것은 술로 인한 간 기능 손상인데, 이로 인하여 약물에 대한 내성이 생길 수도 있다. 또한 간 기능에 이상이 있는 경우에는 마취약제로 인해 간 손상이 더욱 악화될 수 있다.

알콜 중독은 아니지만 일반적인 음주를 마취 전에 할 경우에는 술이 마취와 비슷한 작용을 하여 마취약물의 용량이 감소한다. 그러나 알콜 중독과 같이 평소에 많은 술을 마시는 환자는 오히려 마취약물이 일반인에 비해 많이 필요하게 된다.

마취 4주 전부터 술을 마시지 않으면 위험을 급격하게 줄일 수 있는데 일반적으로 술은 3~4일이 지나야 해독이 되므로, 최소한 이 기간 내에는 술을 마시지 않는 것이 좋다. 국소마취를 할 경우는 사실상 술과는 별 관련이 없지만, 수술 후 술을 마시면 환부에 염증이 생기고 이로 인해 통증도 심해지므로 완치될 때까지는 술을 마시지 않도록 하는 것이다.

24
수술 후의 통증 치료 (환자 자가통증조절법)

'무통주사'라는 말을 많이 들어보았을 것이다. 수술을 하고나서 통증을 감소시키기 위하여 사용하는 주사인데 사실은 무통주사라기보다는 통증을 줄여주는 '감통(減通)주사'라고 하는 것이 맞는 단어라 생각한다.

과거에는 수술 후 아프면 진통제를 혈관이나 엉덩이 근육에 주사 놓는 것이 일반적이었다. 그러나 요즘은 진통제를 혈관으로 소량씩 연속적으로 투여해 통증을 줄여 주는 방법을 많이 사용하는데, 이를 '급성통증치료'라고 하며 흔히 수술 후의 무통주사라는 것이 이것이다. 이 방법은 소염진통제나 마약성 진통제가 들어있는 조그마한 기계에서 일정한 양으로 약물이 혈관으로 들어가도록 한다. 또한 통증이 심할 경우에는 환자 자신이 기계에 달려있는 단추를 눌러 추가적으로 진통제가 더 많이 들어가도록 할 수 있다. 그러나 이때 한 번에 많은 양이 들어가 부작용이 생기는 것을 막기 위하여 일정한 시간 동안에는 아무리 단추를 눌러도 더 이상의 양이 들어가지 않도록 하는 안전장치도 포함돼 있다.

이와 같이 환자 자신이 통증을 느끼는 정도에 따라 약물 투여를 조절하는 방식을, '환자 자가통증조절법(patient controlled analgesia, PCA)'이라고 한다. 과거 통증이 있을 때 진통제를 투여하는 방식은 환자 몸속 혈액에서 진통제 농도가 일정하게 유지되지 않아 어느 정도 시간이 지나면 다시 진통제를 맞아야 했다. 그러나 환자 자가통증조절법은 혈액내 진통제

농도가 거의 일정하게 유지되고 또 필요에 따라서는 환자 자신이 추가적으로 진통제를 더 주입할 수 있으므로, 수술 후의 통증을 감소시키는데 아주 용이하다. 간혹 수술 후 무통주사를 맞으면 수술 상처 부위가 잘 낫지 않아 회복이 느려진다며 거부하는 환자들도 있다. 그러나 이는 전혀 의학적 관련이 없는 낭설에 불과하며 환자 자가통증조절법은 오히려 수술 후 환자의 회복에 도움이 되는 것이 확실하다. 문제는 이것이 보험이 적용되지 않아 이를 사용할 경우 10여만 원 정도를 환자가 부담해야 한다는 것이다.

25
주사 없는 소아 전신마취

전신마취 시에는 링거용액을 달고 정맥마취제를 투여하는 것이 일반적인 마취의 시작이다. 그러나 소아에게 마취 전에 링거용액을 달기 위해 정맥주사를 찌를 때 아이와 부모, 의료진 모두 여간 힘든 일이 아니다.

우리 주변에는 여러 가지 거짓말 같지 않은 거짓말들이 있다. 노인이 빨리 죽고 싶다, 장사꾼이 밑지고 판다, 중국집에서 출발했어요, 수석합격자가 그저 학교 공부에만 충실했어요 등등. 그러고 보니, 요즘 재밌는 거짓말이 더 생긴 듯하다. 정치인이, “국민 여러분의 뜻에 따른 정치를 하겠습니다. 이번만은 믿어주십시오. 국민을 위한 정치를 하겠습니다.” 혹은 “전 한 푼도 받지 않았어요. 새로운 정치를 하겠습니다.”라는 것.

병원에서도 이러한 거짓말을 많이 하고 있는데 바로 소아에게 주사 놓을 때 간호사가 아이들에게 "이 주사 하나도 안 아파요."라고 하는 것이다. 그런데 비록 선의의 거짓말이지만 소아에게 이러한 거짓말을 하면 주사 맞을 때의 정신적인 스트레스만이 아니라 아이들이 커가면서 상대방을 신뢰하지 않을 수도 있다는 연구 결과가 있다. 따라서 이 경우에는 "조금 따끔하지만 참을 수 있을 거야."라는 식으로 말해야 한다.

어쨌든 소아에게 수술을 시행할 때 대부분 정맥 확보를 위해 링거주사를 놓게 되는데, 병실에서 놓는 경우도 있고 수술실에서 놓는 경우도 있다. 그 방법은 병원의 관습에 따라 다르지만 병실에서 주사를 놓는 경우에는 소아에게 상당한 스트레스를 줄 수 있다.

요즘은 전신마취 시 정맥을 확보할 때 수술실에서 각종 다양한 진정 방법으로 아이를 재운 후 시술하는 방법들이 많이 이용되고 있다. 또한 자극성이 적은 흡입마취제의 발달로 정맥마취제를 투여하지 않고 흡입마취를 바로 시행하는 경우도 있다. 이를 '흡입마취유도 및 유지(VIMA, volatile induction and maintenance of anesthesia)'라고 한다.

필자는 이 마취 방법으로 소아의 간단한 수술 시에는 수 년 전부터 링거주사를 놓지 않고 안면마스크를 이용한 흡입마취를 시행하여 지금까지 3,000회 이상 아무런 부작용 없이 안전한 소아마취를 시행하고 있다. 이 방법은 아이와 부모의 스트레스를 없애고, 동시에 마취 시간도 단축할 수 있다. 아마도 전국을 통틀어 정맥주사 없이 이러한 방법의 전신마취를 시행하는 것은 필자만이 아닐까 하는데, 이 마취의 안전성과 유용성에 대해서는 차후 세계학회에 보고할 계획이다.

또한 아이들의 마취 시 엄마 혹은 아빠가 아이와 함께 수술실에 들어와 아이가 잠자는 것을 보고 난 후 퇴실하도록 하고 있는데 이 역시 아이와 부모의 마음을 함께 안정시키는 좋은 방법이 된다.

PART 04

역사는 미국의 치과 의사인 몰튼을 전신마취의 창시자 혹은 개척자라고 부른다. 왜냐하면, 공식적으로 대중들 앞에서 세계 최초로 흡입마취제인 에테르를 이용하여 전신마취를 성공한 사람으로 기록되었기 때문이다.

재미있는 마취 역사 이야기

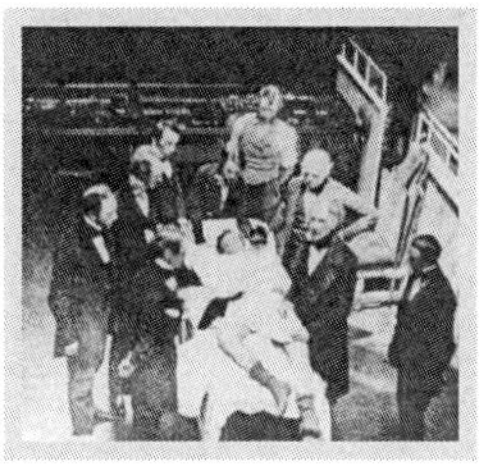

Although the world is full of suffering, it is full also of the overcoming it.

세상은 고통으로 가득하지만 한편, 그것을 이겨내는 일로도 가득하다.

—헬렌 켈러—

01
마취의 어원

우선 '마취'라는 단어가 생겨난 유래부터 알아보자. 한자로는 '痲醉(저릴 마, 취할 취)'와 '麻醉(삼 마, 취할 취)'를 함께 사용하고 있다. 한자 사전에 의하면 痲醉는 '약물로 인해 감각을 잃고 자극에 반응할 수 없게 일시적으로 마비시키는 일', 麻醉는 '약의 힘으로 일시적으로 전신 또는 몸 일부의 감각을 잃음'으로 되어 있어 두 단어가 거의 유사한 의미로 표현되고 있다. 우리나라에서는 1847년부터 사용되었는데 이는 일본인 해부학자 스기타 겐파쿠(杉田玄白)에 의해서 만들어진 단어이다. 스기타는 독일 의사 쿨무스(Johan Adam Kulmus)의 《해부도보(Anatomische Tabellen)》라는 책의 네덜란드어판인 《Ontleedkundige Tafelen》을 일본어로 중역해 《해체신서(解體新書)》를 발간하였는데 이때 애너스시저(anesthesia : 무감각)를 마취(麻醉)로 번역하였고 이것을 지금까지 사용하고 있는 것이다. 그는 '麻(마)'를 통증이 없고 감각이 없다는 의미로, '醉(취)'는 의식이 없는 상태의 의미로 이 두 글자를 합하여 마취(麻醉)라고 번역하였다고 한다. 우리나라를 포함하여 중국, 일본 모두 마취과학회에서는 마취의 한자를 '麻醉'로 표기하고 있다. 그러나 '痲'는 '저리다 혹은 마비되다'라는 의미이며, '麻'는 '삼'의 뜻이므로 우리가 말하는 마취는 '痲醉'를 사용해야 하는 것이 옳지 않을까 생각한다.

영어로는 'anesthesia'라고 하는데 이는 그리스어에서 유래된 단어로 'an'은 '없다(none 혹은 without)'라는 의미이며, 'esthesia'는 '감각(sensation), 지각(perception), 혹은 느낌(feeling)'이라는 의미로 anesthesia는 감각 혹은 느낌이 없다는 의미이다. 1세기 경 로마시대 네로 황제의 주치의였던 디오스코리데스(Pedanius Dioscorides)가 환자들에게 가지과 일종의 식물인 만드라고라(mandragora)라는 식물의 뿌리로 만든 와인을 마시게 한 후 수술을 했는데 통증을 느끼지 않았다고 한다. 이때 anesthesia라는 단어를 최초로 사용하였다고 전해진다. 만드라고라는 사람의 형태를 한 뿌리를 가진 식물로 로마시대 십자가에 못 박히는 죄수들의 고통을 줄이기 위해 이를 술에 타 마시게 하였다고도 전해진다.

이후 18세기까지 anesthesia는 감각의 소실만을 의미하는 단어로 사용되다가 1846년에 미국 의사인 홈스(Oliver Wendell Holmes)가 처음으로 통증없이 수술을 받을 수 있는 상태를 anesthesia라고 표현하면서 현재의 마취라는 의미로 발전되었다. 당시 홈스는 최초로 대중들 앞에서 흡입마취제의 일종인 에테르를 이용하여 전신마취를 시행한 윌리엄 몰튼(William T. G. Morton)에게 편지를 보내 그 상황을 anesthesia라고 부르기를 권장하였고, 이 단어를 모든 사람이 부르게 될 것이라 예언하였다고 한다.

한편, anesthesia라는 단어를 최초로 사용한 디오스코리데스는 의사이면서 약리학자 겸 식물학자로 전쟁터를 따라 많은 곳을 다니면서 다양한 식물의 약물 효과에 대해 많은 연구를 하였으며, 약초와 관련된 5권의 의학 백과사전을 저술하였다. 이후 '자신의 삶을 인류를 위해 바친다'는 의미로 의사들은 히포크라테스 선서, 약사들은 디오스코리데스 선서를 하고 있다.

Anesthesia에서 나온 단어들로는 마취과학(anesthesiology), 마취의사(anesthesiologist), 마취사(anesthetist), 마취약제(anesthetics) 등이 있다.

페다니우스 디오스코리데스
(Pedanius Dioscorides, 기원후 40~90년)

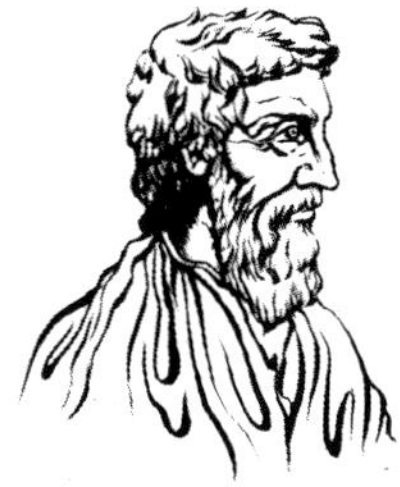

그리스의 의사이면서 약리학자, 식물학자로 네로 황제 군대의 군의관이었다. 감각이 없다는 의미로 anesthesia(마취)라는 단어를 최초로 사용하였다. 현대 약전의 선두 저서로 불리는 5권의 약초 의학서인 De Materia Medica(Regarding Medical Materials)를 저술하기도 하였다.

Anesthesia(마취)라는 단어를 추천한 올리버 웬델 홈스
(Oliver Wendell Holmes, 1809~1894)

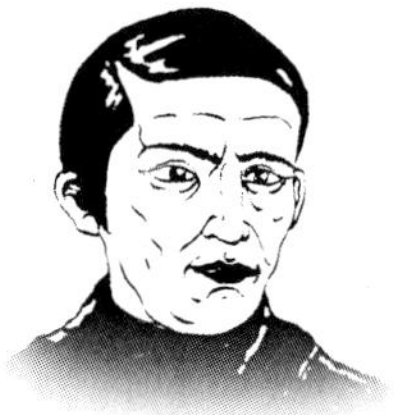

미국의 의사이자 시인이며 병리와 해부를 전공하였다. 1846년 최초로 에테르 전신마취를 대중 앞에서 시행한 몰튼(William T. G. Morton)에게 anesthesia(마취)라는 단어를 사용할 것을 권유하였는데 이것이 근대 의학에서 anesthesia라는 단어가 널리 사용되기 시작한 계기가 되었다. 그는 청진기의 유용성에 대한 논문을 발표하여 유명하게 되었으며 하버드 대학 학장 시절 최초로 흑인과 여성의 입학을 시도하기도 하였다.

02

전신마취는 언제부터 시행했을까?

전신마취는 언제부터 시행했을까? 혹자는 구약성서 창세기 2장 21절을 기원으로 여긴다. 하나님이 이브를 만들기 위해 아담의 갈빗대를 취하는 시술을 하면서 깊이 잠들게 하였는데 이것이 어쩌면 전신마취의 시작일 것이라고 하지만 이를 역사적 근거로 보기는 힘들다.

마취에 관한 최초 기록은, 고대 잉카 제국의 문헌에 나와 있다. 그들은 코카 잎이나 담배 잎으로 마취를 해 수술한 것으로 되어있다. 이외에도 고대 인류의 조상들이 마취를 한 기록들에 의하면 아편을 씹거나 환부에 바르는 한편, 술을 마시게 하고 머리를 때려 기절시키는 방법 등이 있었으나 이 모든 방법들 역시 비과학적인 것으로 진정한 전신마취로 간주하기는 힘들다. 또한, 고대 동양의 마취에 대한 기록을 보면, 삼국지에 나오는 중국의 전설적인 명의인 화타(華陀)가 있다. 그는 마비산(痲沸散)이라는 약제를 사용하여 전신마취 한 뒤 위장절제술을 시행하였다고 전해진다. 믿거나 말거나 한 이야기이지만…. 화타는 뒤에 따로 이야기 하겠지만, 한(漢)나라 때의 의원으로 조조(曹操)의 두통을 침술로 낫게 하였고 이에 조조가 그를 시의(侍醫)로 삼고자 하였으나 조조 한 사람만을 위해 의원 노릇을 하기 싫어 아내가 아프다는 핑계를 대고 집으로 돌아갔다가 거짓이 탄로나 주살되었다고 전해지는 위인이다.

세계적으로 전신마취를 최초로 시행하였다는 기록은 일본 에도시대의 하나오카(華岡青州)가 에테르 마취 발견보다 40년 전에 전신마취를 시행하여 유방암 수술에 성공하였다고 전해진다. 그러나 하나오카가 사용한 마취약은 화타의 마비산과 아주 유사한 통선산(通仙散)이라는 약제였는데, 그의 마취 역시 과학적인 증명을 할 수 없기에 진정한 전신마취의 시작으로 간주되지는 못하고 있다.

하나오카 세이쭈(華岡 青洲, 1760~1835)

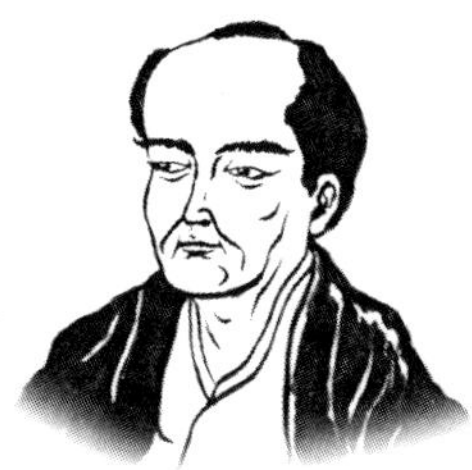

일본 오사카 출신이며 에도 시대의 외과의사로 네덜란드를 통하여 서구 외과 의술을 배웠다. 화타의 마비산과 유사한 통선산(通仙散)을 제조하여 전신마취를 하였다고 한다. 악성 종양 수술, 사지 절단술 등 다양한 외과 수술을 하였으며 사망 전까지 150건 이상의 유방 수술을 하였다고 전해진다. 그러나 그의 친구인 나까야마가 기록한 그의 마취에 관한 연구 기록이 1867년 화재로 소실되었으며, 또한 그의 마취 방법에 과학적 근거가 없어 그의 마취가 진정한 전신마취로 인정받지는 못하고 있다.

19세기 초반에 이르러서도 마취가 발달하지 못하여 술이나 마약을 사용하거나, 수술하는 동안 건장한 청년들이 환자를 꼼짝 못하게 잡는 방법들이 사용되었다. 이때까지만 해도 수술 시 환자가 고통 속에 몸부림치고 수술 후에는 악몽에 시달리는가 하면 심지어 그 고통을 이기지 못해 자살까지 하기도 하였다.

전신마취의 역사적인 날이 된 1846년 10월 16일, 비로소 근대적이고

과학적인 전신마취가 시행됨으로써 외과계의 엄청난 발전이 시작된다. 미국 보스턴의 메사추세츠 종합병원에서 하버드 의과 대학생이면서 치과 의사인 윌리엄 몰튼(William T. G. Morton)이 전신마취를 최초로 시행한 것이다. 몰튼에 대해서는 다음에 자세히 이야기 하겠지만, 그가 에테르를 이용하여 전신마취를 하고 당대의 최고 외과 의사인 워렌(John Collins Warren)이 환자의 턱 아래에 자리한 종양을 공개적인 자리에서 제거함으로써 진정한 전신마취의 시작으로 인정받고 있다. 당시 환자가 깨어나 단지 긁는 듯한 느낌만 있고 통증을 느끼지 못했다고 이야기를 하자, 워렌이 이를 지켜보던 사람들에게, "여러분, 이것은 속임수가 아닙니다(Gentleman, this is no humbug!)."라고 한 말은 근대 마취 역사에 아주 유명한 말로 알려져 있다.

이후 다양한 흡입마취제, 정맥마취제, 근육이완제 등과 같은 마취 관련 약물들이 개발되면서 현대 전신마취로 발전하게 되었다.

한편, 외과 의사이면서 하버드 대학의 초대 학장을 지낸 워렌에 대해서도 재미있는 일화가 있다. 몰튼이 에테르를 이용한 전신마취를 대중앞에 선보이기 1년 전인 1845년 1월, 같은 장소에서 학생들을 모아놓고 치과 의사인 웰스(Horace Wells)와 함께 아산화질소를 이용한 전신마취를 한 후 수술을 하기로 했다. 그러나 다리 절단술을 받기로 한 환자가 수술을 거부하였고 모인 학생들 중 치아 발치가 필요한 학생이 있다면 전신마취를 하고 발치를 해주기로 하였다. 그중 한 학생이 아산화질소를 투여받고 발치를 하였는데, 아산화질소가 충분히 투여되지 않아 마취가 되지 않았고 학생은 통증을 호소하였다. 이로 인해 워렌은 마취의 가능성을 믿지 않게 되었다. 그러나 이러한 실패에도 불구하고 그 이듬해 몰튼의 에테르 전신마취 때 10분간의 수술을 하였고, 환자는 의식과 고통 없이 성공적으로 수술을 받았으며, 이로써 그는 역사적으로 전신마취 상태로 수술을 시행한 진정한 최초의 외과 의사가 되었다. 당시 그의 나이는 68세였다.

전신마취의 개척자, 윌리엄 몰튼
(William T. G. Morton, 1819~1868)

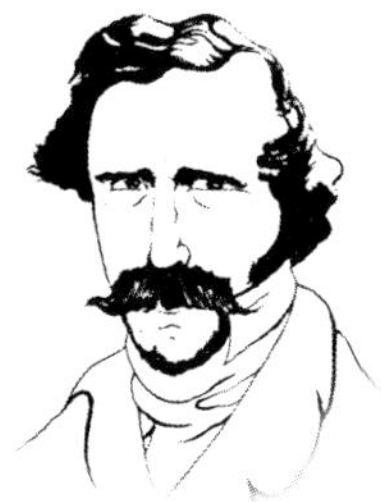

미국 치과의사로서 1846년 10월 16일 미국 보스톤의 메사추세츠 종합병원에서 대중들 앞에서 에테르를 이용한 전신마취를 최초로 시행하여 근대 전신마취의 시초자로 인정받고 있다. 그러나 이 후 에테르 전신마취에 대한 특허 분쟁 등으로 인하여 그의 말년은 불행 속에 마감되었다.

전신마취 하에서 최초로 수술을 시행한 외과 의사, 존 콜린스 워렌
(John Collins Warren, 1778~1856)

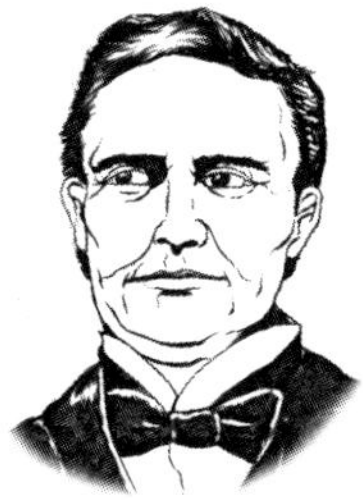

19세기 미국의 가장 유명한 외과 의사 중의 한 사람이다. 1845년 웰스(Horace Wells)와 함께 아산화질소를 이용한 전신마취 하에 발치술을 시행하였으나, 마취가 제대로 되지 않아 전신마취의 가능성에 대해 믿지 않았다. 그러나 그 다음 해인 1846년 몰튼에 의한 최초의 에테르 전신마취 시 외과 수술을 통증없이 성공적으로 시행함으로써 공식적으로 최초로 전신마취 하에 수술을 시행한 외과 의사가 되었으며 하버드 의과대학의 초대학장이기도 하다.

03
전신마취의 개척자, 몰튼

역사는 미국의 치과 의사인 윌리엄 몰튼을 전신마취의 창시자 혹은 개척자라고 부른다. 왜냐하면, 공식적으로 대중 앞에서 세계 최초로 흡입 마취제인 에테르를 이용하여 전신마취를 성공한 사람으로 기록되었기 때문이다.

몰튼은 사업을 하다가 치과 의사가 되었으며 이후 의과대학을 다녔으나 결혼과 금전적인 이유로 졸업을 하지는 못하였다. 당시 치과계 의사들은 마취에 관심이 많았는데 발치술이 다른 수술에 비해 생명에 지장은 없지만 극심한 통증때문에 많은 환자들이 발치술을 받는 것을 꺼려했기 때문이었다. 특히 몰튼의 전공이 인공치아였기 때문에 그의 전공을 위해서라도 치아 발치가 필수였던 상황이라 그 역시 마취에 관심이 많았던 것은 당연했다.

몰튼은 치아 수술 시의 통증을 없애기 위해 많은 시도를 하였으나 해결점을 찾지 못하였고 이를 해결하기 위해 의과대학에 들어가 화학자이자 의사인 잭슨(Charles Thomas Jackson)에게 수업을 받게 된다.

1844년 그의 스승인 잭슨이 에테르를 마시면 의식이 없어지는 것을 학생들에게 보여주었고, 치과 의사 출신인 몰튼에게 이를 치과 수술시 사용해 보기를 권유하였다. 이것이 몰튼이 에테르를 이용한 전신마취를 하게 된 결정적인 계기가 된 것이다.

몰튼의 스승, 찰스 토마스 잭슨
(Charles Thomas Jackson, 1805~1880)

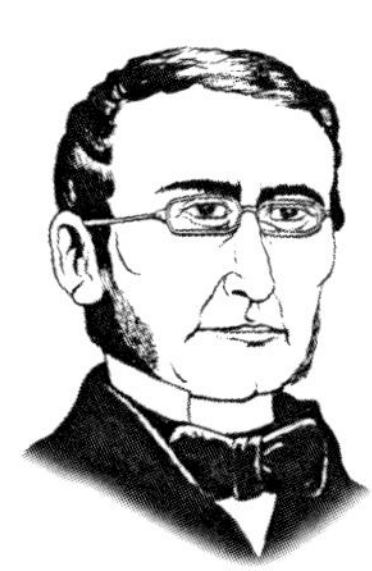

미국의 화학자이자 의사이면서 지질학자 및 광물학자이기도 하다. 1844년 화학 수업에서 에테르의 흡입이 의식을 잃게 하는 것을 학생들에게 보여주었는데, 그 중 한 학생이 에테르 전신마취를 최초로 시행한 몰튼이었으며 그에게 에테르를 이용한 전신마취를 치과 수술에 사용해 보기를 권유하였다. 1845년 아산화질소를 이용하여 전신마취를 시도하였으나 충분한 용량이 투여되지 않아 실패하기도 하였다. 훗날 에테르 전신마취에 대한 특허권을 주장하는 몰튼을 사기꾼, 날조자 등으로 비난하면서 소송으로 다투었으며 정신이상자 수용소에서 사망하는 비운을 맞는다.

1846년 9월 30일 몰튼은 몇 명의 목격자들 앞에서 에테르를 이용하여 전신마취를 시행한 후 통증 없이 발치를 성공한 하였고 이것이 신문기사에 실리면서 세상의 주목을 받게 되었다.

드디어 마취과학의 역사적인 그날, 같은 해 10월 16일에 외과 의사 워렌과 함께 메사추세츠 종합병원에서 52세의 인쇄업자인 아보트라는 환자의 수술을 에테르 전신마취 하에 대중 앞에서 성공적으로 시행한다. 그가 전신마취를 시행한 장소는 '에테르 돔(Ether Dome)'이라 부르며 지금도 근대 의학의 역사적인 현장으로 미국 보스턴의 메사추세츠 종합병원에 보존되고 있다.

최초로 전신마취를 시행한 장소인 에테르 돔(Ether Dome)

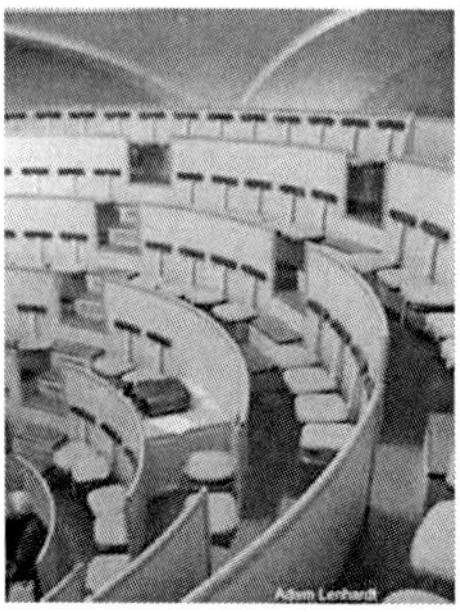

1846년 10월 16일 몰튼이 대중 앞에서 에테르 전신마취를 시행한 역사적인 장소이다. 이보다 1년전 웰스가 아산화질소 전신마취를 대중 앞에서 시행하였으나 실패한 장소이기도 하다. 미국 보스턴의 메사추세츠 종합병원에 소재하고 있으며, 내부는 원형경기장 형태로 되어 있다. 1821년부터 1867년까지 수술실로 사용되었으며, 현재는 의학 집담회 장소로 사용되고 있고, 미국의 국가 역사 저명지(National Historic Landmark)로 지정되어 있다.

한 가지 재미있는 점은, 몰튼이 에테르 전신마취를 공개하기 수 년 전에 이미 클라크(William Edward Clarke)와 롱(Crawford Williamson Long)이 에테르 전신마취를 시행하였는데 당시 몰튼은 이 사실을 전혀 모르고 있었다. 이후 그는 당시 아보트에게 투여한 가스가 에테르임을 밝히지 않고 그리스 신화 '아픈 기억을 없애는 망각의 강'인 '레테강(Lethe river)'의 이름을 따서 '레테온(Letheon)'이라고 하였는데 그는 질투심이 많아 에테르라는 사실을 밝히기 거부하였지만 그것이 에테르임이 곧 밝혀지게 되었다.

에테르 전신마취의 최초 시도자중 한 명인 윌리엄 에드워드 클라크 (William Edward Clarke, 1819~1898)

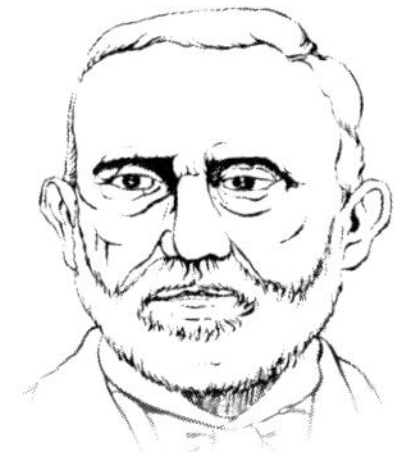

미국의 치과 의사이면서 에테르 놀이의 열성적 팬으로 몰튼의 에테르 전신마취 4년 전인 1842년 친구 여동생인 하비라는 여성에게 수건에 에테르를 묻혀 흡입하게 하고 치과 의사인 파프가 통증 없이 발치를 하였으나 기록을 남기지 않아 역사에 명성을 남기는 기회를 잃고 말았다. 게다가 그의 스승인 무어(E. M. Moore) 교수가 통증이 없었던 것은 정신적인 반응에 의한 것일 것이라 설명함으로써 불행히도 그의 엄청난 발견을 자서전에서조차 언급하지 않을 정도로 자신도 대수롭지 않게 여겨버려 전신마취 시초자로서의 명성을 아쉽게 날려 버리게 되었다.

에테르 전신마취의 최초 시도자, 크로포드 윌리엄슨 롱(Crawford Williamson Long, 1815~1878)

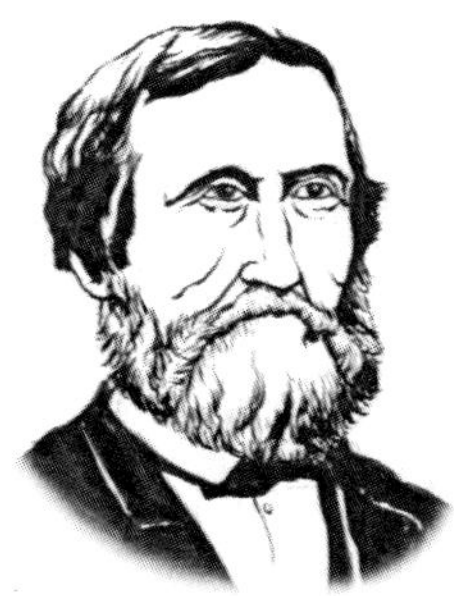

미국의 의사이면서 약리학자이다. 비록 그의 마취가 외부에 널리 알려지지는 않았으나, 흡입마취 가스인 에테르를 사실상 최초로 마취에 사용한 사람이다. 1842년 3월 30일 에테르 마취 하에 베너블이라는 환자 목의 종양을 제거한 후 수 차례 에테르 마취를 시행하여 수술하였다. 그러나 그의 경험을 몰튼이 전신마취에 관해 발표한 3년 후인 1849년 발표함으로써 공식적인 최초의 전신마취 개척자로 인정받지 못하였다. 미국의 의사의 날인 3월 30일은 그를 기념하기 위함이다.

한 달 후 레테온의 특허 신청이 사회적인 문제가 되었는데, 의학계의 많은 비난에 대하여 그는 병원과 자선단체에서의 에테르 사용은 제한하지 않겠지만 오·남용의 문제를 제한하고 에테르 개발금을 충당하기 위해 특허를 신청하는 것이라고 주장하였다. 그러나 그의 특허 신청은 받아들여지지 않았고 에테르는 전신마취에 일반적으로 널리 사용되게 되었다. 1846년 12월 미국 국회에 10만 달러의 국가 보상 소송을 제기하였으나 에테르의 마취 효과를 발견한 잭슨에 의해 저지되었으며, 이 후 세 차례나 더 소송을 하였으나 모두 패소하고 말았다.

한편 몰튼이 공개적으로 전신마취를 시행하기 3년 전인 1843년에 이미 미국 외과 의사이면서 약리학자인 롱(Crawford Williamson Long)이 에테르를 이용한 전신마취를 시행하였으나 의학협회에 보고하거나 논문을 발표하지 않았다가 몰튼이 시행한 후 3년이 지난 1849년에 그 결과를 발표하였다. 몰튼의 전 동료인 웰스(Horace Wells) 역시 몰튼의 전신마취보다 1년 앞서 아산화질소를 이용한 전신마취를 시행하였으나, 대중들 앞에서는 실패하였다. 잭슨 역시 에테르를 몰튼에게 소개하긴 하였으나, 그때만 해도 그는 에테르의 마취 효과에 대해서 자세히 알지 못하였다. 이러한 이유들로 인해 전신마취의 공식적인 시초자이면서 개척자로 몰튼이 역사에 남게 된 것이다.

그러나 그의 위대한 업적에도 불구하고 그의 말년은 그다지 행복하지 못했다. 여러 번의 소송으로 재산을 탕진하였고 그의 스승인 잭슨과 평생을 소송으로 다투었으며 말년에는 시골에서 농사를 지으며 가축을 키우다 48세의 젊은 나이에 뇌출혈로 사망하였다. 그와 오랜 소송을 벌린 잭슨 역시 정신이상자 수용소에서 사망하였다. 아이러니하게도 몰튼은 미국 메사추세츠 주에 있는 마운트 오번 공동묘지에 그토록 대립하였던 잭슨과 나란히 누워 있다. 당시 미국 대법관 중 한명이 남긴 유명한 말이 있다.

"에테르의 전신마취 효과에 대한 명성은 누구에게 돌아가야 하는가? 몰튼이나 잭슨이 아닌 바로 에테르다."

몰튼에 의한 최초의 전신마취 모습

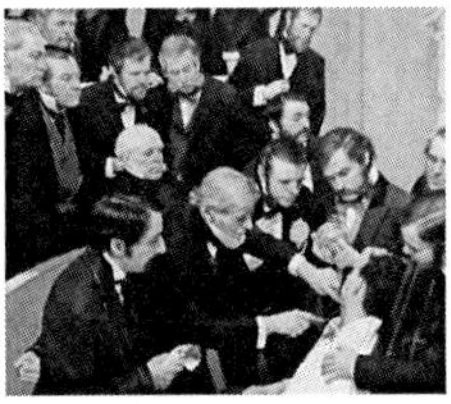

1846년 10월 16일 몰튼(William T. G. Morton)이 미국 보스턴의 메사추세츠 종합병원에서 에테르를 이용한 전신마취를 시행하고, 외과 의사인 워렌(John Collins Warren)이 수술을 하는 장면이 대중에게 공개되는 모습으로 이것이 전 세계적으로 공인된 최초의 전신마취이다.

초창기의 에테르 흡입기(Ether Inhaler)

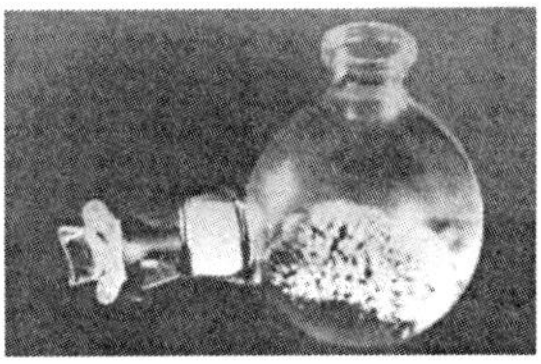

몰튼이 에테르 전신마취에 사용한 최초의 마취흡입기로 1911년 그의 아들이 기부하였고 현재는 미국 워싱턴에 있는 스미소니안 박물관에 소장돼 있다.

04
진정한 전신마취의 발견자, 웰스

역사는 몰튼을 최초로 흡입 전신마취를 시행한 사람으로 인정하고 있다. 그러나 진정한 전신마취의 시초자는 몰튼이 아닌 웰스(Horace Wells)라고 봐야 할지도 모른다. 웰스의 마취와 관련된 생에 대해서 살펴보자.

최초로 아산화질소를 이용한 전신마취를 시도한 호라스 웰스
(Horace Wells, 1815~1848)

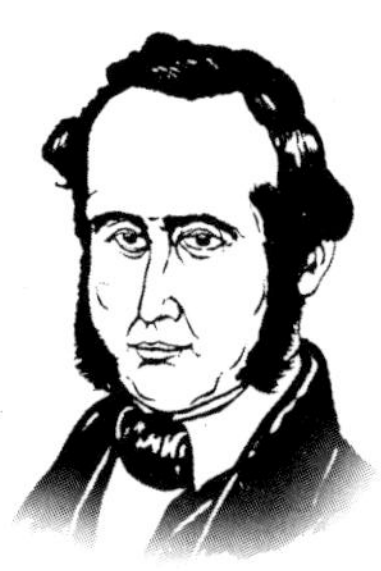

미국 치과의사로 치과에 아산화질소 마취를 도입하여 의학에 흡입마취를 최초로 도입한 사람으로 진정한 마취의 발견자라 할 수 있다. 1844년 웃음가스 놀이에서 아산화질소가 통증을 없애는 것을 알고 이를 치과 치료에 접목하게 되었다. 최초로 아산화질소를 이용한 치아발치를 시행하였으나, 몰튼이 에테르 전신마취를 대중 앞에서 성공하기 1년 전인 1845년 대중들 앞에서의 마취가 실패함에 따라 큰 호응을 얻지 못하고 자신은 클로로포름에 중독되어 자살하였다. 그러나 통증을 제거하는 것은 공기와 같이 아무에게나 주어져야 한다는 생각으로 아산화질소를 이용한 전신마취에 대한 특허를 신청하지 않을 정도로 진정 환자를 생각한 의사였다.

1844년 10월 10일, 미국 치과 의사인 웰스는 자신의 아내와 함께 콜튼(Gardner Quincy Colton)이 주최한 아산화질소 즉, 웃음가스 향연에 참석하게 된다. 이 향연은 웃음가스 혹은 에테르를 마신 사람들이 무대에서 행동하는 것을 보면서 즐기는 쇼의 하나로 당대에 대학생들 중심으로 유행하던 것이었다. 웰스가 참석한 그날 웃음가스를 마신 한 사람이 등받이가 있는 의자에 다리를 부딪히게 되었는데 그 남자가 웃음가스 효과가 끝날 때까지 통증을 느끼지 못하는 것을 보았다. 이때 그의 호기심과 창의성이 발동해 치아 발치에 웃음가스라고 하는 아산화질소를 사용하면 통증을 없앨 수 있을 것이라 생각하게 된 것이다. 그러나 그때까지만 해도 그의 이 발견이 치과 및 모든 의학의 발전에 얼마나 큰 이바지를 할 지 자신도 알지 못하였다.

아산화질소 마취의 대부, 가드너 퀸시 콜튼(Gardner Quincy Colton, 1814~1898)

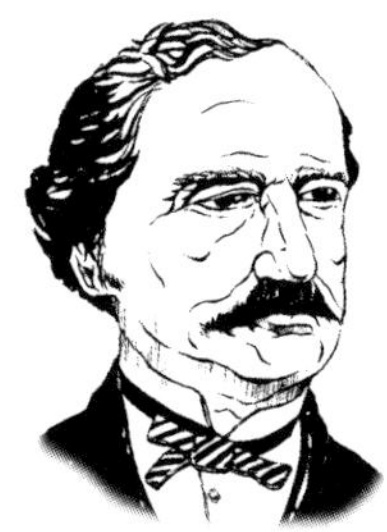

웰스(Horace Wells)와 함께 치과 시술에 아산화질소를 사용한 사람으로 연예인이면서 강연자이기도 하였다. 1844년 자신이 주최한 웃음가스 놀이에서 아산화질소를 흡입한 후 다리가 의자에 부딪혀도 통증을 느끼지 못하는 사람을 본 웰스(Horace Wells)가 아산화질소 마취의 가능성을 알게 되고 치과 수술 시 이를 이용하게 된다. 이후 1864년에서 1897년 사이 1만 명 이상 환자의 치아 발치에 아산화질소를 사용하여 마취를 하였다.

그 이듬해 웰스는 자신의 치아 발치를 아산화질소 마취 하에 그의 조수가 시행하도록 하였다. 당시 그는 이 굉장한 발견에 대하여 몰튼과는 달리, 특허 신청을 하지 않았는데 그 이유는, 환자의 고통을 없애는 것은 누구나 공기를 마실 수 있는 것과 같이 누구든 혜택을 받아야 한다는 생각을 하였기 때문이다. 그만큼 그는 몰튼과는 달리 자신의 이익보다는 환자의 고통을 진정으로 생각하는 치과 의사였던 것이다. 이후 수개월 동안 15명의 환자에게 아산화질소를 이용한 마취를 하여 발치에 성공한 후 이 마취방법에 대해 확신을 갖게 되었다.

그러나 1845년 1월 20일 메사추세츠 종합병원에서 의과대학생들 앞에서 아산화질소를 이용한 전신마취를 공개 시범을 보이다가 적절한 용량을 투여하지 못해 마취가 되지 않아 발치하려던 학생이 고통스러워하며 소리를 질렀다. 이를 지켜보던 학생들은 야유를 퍼부으며 나가 버린 것이다. 이 사건을 계기로 그는 의학계로부터 조롱 당하는 신세가 되었으며 치과 의사를 그만두었다. 이후 클로로포름에 중독된 채 정신착란 상태에서 거리로 뛰쳐나가 두 명의 매춘부에게 황산을 뿌리는 사건을 저지른다. 이로 인하여 뉴욕의 악명 높은 감옥에서 옥살이를 하였으며, 옥중에서도 클로로포름에 중독된 채 결국 자신의 동맥을 잘라 자살로써 삶을 마감하였다.

아마도 그의 정신 이상은 메사추세츠 종합병원에서의 시연이 실패한 것과 자신의 아이디어를 몰튼에게 빼앗긴 것에 대한 분노에서 시작된 것인지도 모른다. 환자의 고통을 덜어주려고 노력하던 한 위인이 불행한 일생을 마감하게 된 것이다.

어쨌든 당시 마취약제로서 아산화질소가 큰 호응을 얻지 못하였는데, 이는 초기 시범에서의 몇 번의 실패로 인해 주위 동료 의사들로부터 그 효과에 대한 신뢰성을 얻지 못하였기 때문이었다. 그러나 아산화질소는 150여년이 지난 지금도 전신마취의 보조 역할로 많이 사용되고 있다. 몰튼이 웰스에 비해 많은 실험과 논문을 발표하는 바람에 그의 업적이 바래지기는 하였지만, 웰스가 어떤 의미에서는 진정한 전신마취의 창시자라 할 수도 있을 것이다.

05
화타(華陀)와 마비산(痲沸散)

잠시 삼국지에 나오는 화타에 대해 이야기 해 보고자 한다. 비록 과학적인 마취는 아니지만 마취 역사에 재미있는 일화를 많이 남긴 고대 인물이기 때문이다.

화타는 중국 동한(東漢) 시대의 외과 의사로, 수술을 위해 집도할 때마다 환자가 통증을 많이 느끼며 심지어 기절까지 하는 것을 보고는 통증을 느끼지 않게 하는 방법에 대한 연구에 많은 관심을 가졌다.

한번은 술에 많이 취한 사람이 넘어지면서 눈에 꼬챙이가 찔렸는데 화타가 이를 제거해 주었다. 그때 그 사람이 통증을 느끼지 않는 것을 보고 술이 통증을 제거할 수 있다고 생각하였고 자신이 직접 술을 마신 후 제자에게 자신의 다리 살을 떼어내게 하였다. 술에서 깬 후 과연 술이 통증을 감소시킬 수 있음을 알고 이 방법을 사용하게 되었는데 이를 심취법(沈醉法)이라 하였다.

또 한번은 화타가 약초를 캐러 산에 갔다가 사냥꾼이 호랑이를 메고 오는 것을 보았는데, 호랑이 입에 화살이 꽂혀 있었다. 사냥꾼에게 웬 화살촉이냐고 묻자 사냥꾼은 호랑이를 잡을 때 화살촉에 마취시키는 물질을 묻혔다고 하였다. 사냥꾼에게 사정해 그 비방을 들어보니 흰 독말풀의 씨와 부자, 그리고 천남성을 배합하여 제조한다고 하였다. 이 말은 들은 화타가 이러한 것들을 술에 섞어 가루약을 만들어 마취제로 사용하였는데 이것이 바로 마비산이다. 이후 화타는 이 마비산을 이용하여 마취한 후 많은 외과적인 수술을 시행하였다고 전해진다.

한편, 화타는 이미 이 책 앞에서 소개했듯, 어느 의원도 고치지 못하던 위(魏)나라 조조(曹操)의 두통을 침술로 치료하였는데 조조가 시의(侍醫)로 삼고자 하였으나 이를 번번이 거절하였다. 자신의 의술을 조조 한 사람만이 아니라 많은 백성을 위해 사용하겠다는 생각에서 였다.

한번은 조조가 불렀으나 아내가 아프다며 그의 청을 거절하자 이에 조조가 화타의 부인이 아픈 것이 사실이면 팥 열섬을 내리고 만약 거짓이라면 체포하라고 지시하였고, 거짓임이 탄로나 하옥돼 심문을 받고 죄를 시인하자 처형당했다고 한다.

화타와 조조의 이러한 악연에 대해서는 많은 설화가 전해 내려온다. 화타는 조조와 동향(同鄕)으로 한 스승 밑에서 동문수학을 하였다. 화타의 학문과 인품이 조조를 능가하여 외동딸을 둔 그의 스승이 화타를 사윗감으로 점찍어 두었다. 그런데 조조가 그녀를 겁탈하였고 화타는 스승 곁을 떠나 백성들을 구하는 의원의 길로 들어서게 되었다고 한다. 이러한 화타와 조조의 악연으로 인하여 조조가 화타를 믿지 못하고 세기의 명의를 죽인 것이라고 전해지기도 한다.

화타(華陀, 145~220)

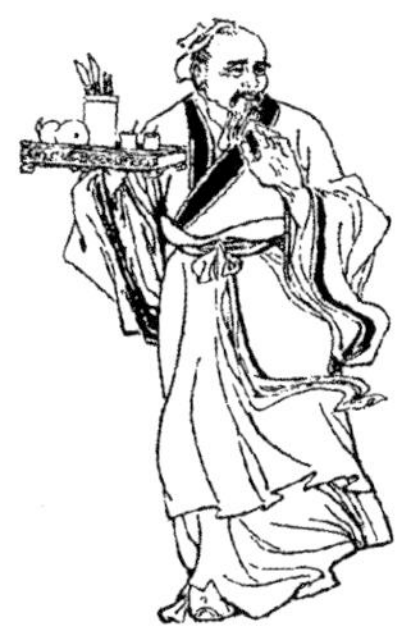

본명은 부(敷), 자는 원화(元化)이다. 중국 후한 말 시대의 전설적인 명의로, 특히 침술과 외과 수술에 능하였다고 전해진다. 동양에서 최초로 전신마취를 시행하였다고 전해지는데, 마비산(痲沸散)이란 마취약을 만들어 환자에게 복용케 한 후 전신마취 하에 수술을 시행하였다고 한다. 위(魏)나라 조조(曹操)가 시의를 삼고자 했으나 이를 거절하였고 이로 인해 주살당하였다. 대표적인 의학서로 자신의 의술 경험을 기록한 청낭서(靑囊書)가 있으나 지금은 전하지 않는다.

한편 삼국지에는 관우가 위나라 군사에 맞서서 형주라는 지역을 지키는 도중 적의 독화살을 맞아 오른팔에 부상을 입게 되었는데 그때 화타가 관우의 살을 째고 뼈를 긁어내는 수술을 하였고 이때 관우는 눈 하나 깜짝하지 않고 주위에 있는 모사 마량과 바둑을 두었다는 이야기가 나온다. 그러나 삼국지에서의 화타와 관우의 인연은 역사적으로 사실이 아니다. 왜냐하면 관우가 독화살을 맞아 치료받을 때 화타는 이미 죽은 지 10여 년이 지났기 때문이다. 삼국지에서 관우의 치료에 화타가 등장하는 것은 그만큼 화타가 당대 최고의 명의였기 때문일 것이다.

한편 화타가 죽기 전 옥중에서 자신의 의학 지식과 경험을 적은 '청낭서(靑囊書)'라는 책을 옥리에게 주고 세상에 알리도록 부탁하였는데 옥리가 무서워 부탁을 받아들이지 않자 탄식하며 자신의 책을 불 속에 던져 버렸다고 전해지기도 하며, 옥리의 아내가 자신의 남편도 처벌 받을까 두려워 옥리가 잠을 자는 사이에 태워버렸다고도 전해지는데 어쨌든 안타깝게도 그 유명한 청낭서는 현세에 전해지지 않는다.

06
우리나라의 마취 역사

우리나라에서도 고대부터 경험적인 약물과 침구술 등으로 통증을 제거해 왔는데 오황산, 오용해독산, 칡뿌리, 양귀비 등이 사용되었다고 전해진다. 조선 중엽 허준(許浚)의 동의보감(東醫寶鑑)에 의하면 탈골 또는 골절을 교정할 때 여러 가지 약초와 함께 마약의 일종인 초오산(草烏散)을 술에 타 먹게 하면 통증을 느끼지 않는다고 하여 이것이 우리나라에 전해져 내려오는 가장 오래된 마취 기록인 듯하다.

허준 (許浚, 1539~1615)

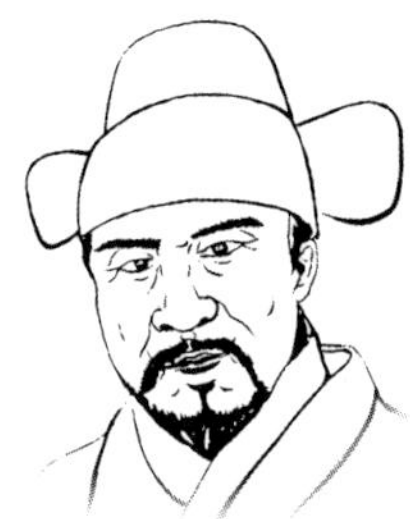

조선 중기 의학자로 본관은 양천(陽川), 자는 청원(淸源), 호는 구암(龜巖)이다. 1610년 완성되고 1613년 출간된 그의 저서 동의보감(東醫寶鑑)에 의하면 탈골 또는 골절을 교정할 때 여러 가지 약초와 함께 마약의 일종인 초오산(草烏散)을 술에 타 먹게 하면 환자가 통증을 느끼지 않는다고 하여, 이것이 우리나라에 전해져 내려오는 가장 오래된 마취 기록인 듯하다. 동의보감은 우리나라 문화재 보물 제1085호로 지정돼 있으며 세계 의료문화 발전에 크게 기여한 것으로 평가받아 2009년 7월 유네스코 세계기록유산으로 등재되었다.

이후 서구 문명의 도입과 한국전쟁 등으로 우리나라의 전신마취가 급속도로 발전하게 되는데 19세기 말 쇄국정책이 무너지면서 서양 의학이 본격적으로 도입된 것이 결정적인 계기가 되었다. 1885년 4월 10일 선교사인 알렌(Horace Newton Allen)이 최초의 서양의료기관인 광혜원(廣惠院)을 우리나라에 설립하였다.

우리나라에 서양의학을 최초로 도입한 알렌(Horace Newton Allen, 1858~1932)과 당시 제중원 모습

우리나라에 최초로 서양 의학을 도입한 사람으로 그로 인하여 한국 근대 의학이 발달할 수 있었다. 미국의 외교관이면서 의료 선교사로 조선 말기 파견되어 1884년 갑신정변때 민영익을 치료하였으며 고종과 친분이 있었다. 1885년 우리나라 최초의 현대 의료 시설인 광혜원(廣惠院)을 설립하였는데, 그해 제중원(濟衆院)으로 명칭이 변경되면서 병원의 기능 및 의학도 양성을 하였다. 제중원은 연세대학교 세브란스병원의 모태가 되었다.

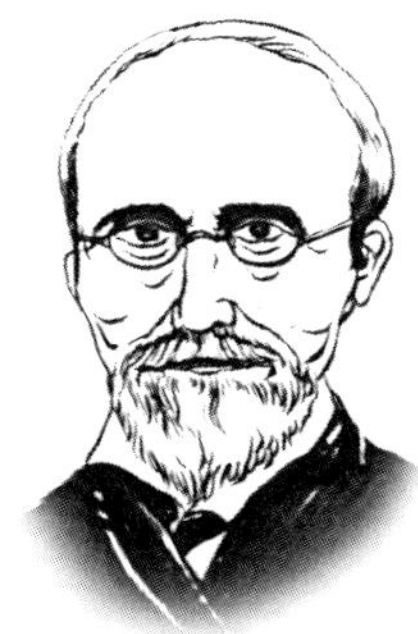

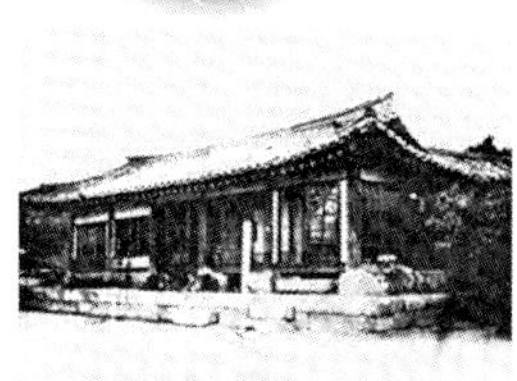

수술과 마취에 관한 기록은 1885년 광혜원 원보(First Annual Report of Korean Government Hospital)에 클로로포름을 사용하여 선교사인 헤론(J. W. Heron)이 많은 수술을 하였다는 보고가 있으며, 1899년 설립된 대구 동산기독병원에서 원장인 존슨(Woodbridge O. Johnson)이

수술할 때 목사에게 마취를 하도록 했다는 기록이 있다. 대구 동산기독병원은 현 계명대학교 동산의료원으로, 필자가 마취를 배운 모병원(母病院)이기도 하다.

계명대학교 동산의료원의 전신인 제중원

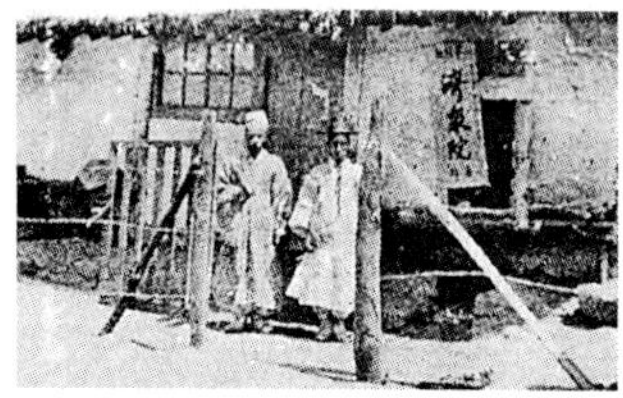

현재 계명대학교 의과대학인 동산 메티칼 센터는 1899년 미국 북장로 교회에서 파견된 선교사이면서 의사인 존슨(Woodbridge O. Johnson)에 의하여 건립된 제중원을 모태로 삼고 있으며 우리나라 한강 이남에 건립된 최초의 서구식 진료소이다. 당시 원장인 존슨이 수술할 때 목사에게 마취를 하도록 했다는 기록이 있다.

이후 여러 병원에 클로로포름 혹은 에테르를 이용한 전신마취가 보급되었다. 일제 강점기를 지나 한국전쟁 발발 이전까지는 마취과가 하나의 과(科)가 아니었으며 외과 의사나 조수가 마취를 시행하였다. 한국전쟁은 한국 마취과학이 현대화되는 계기가 되었는데 유엔 연합군의 의료진에 의해 최신 의학이 급속도로 국내에 파급되었다. 이때 마취과학 분야에도 새로운 마취기술, 약제와 장비들이 도입되었고 군의관들을 중심으로 서양의 마취 교육을 받게 되었다.

한국전쟁 중인 1951년 국내 최초로 요즘의 전신마취와 유사한 마취가 시행되었으며, 1954년 우리나라 최초로 마취과가 독립 신설되었고, 1956년 대한마취과학회가 발족, 1958년 세계마취과학회에 회원국으로 가입하였다. 1963년 처음으로 마취과 전문의 자격시험을 통한 전문의가 배출되었으며, 1968년 대한마취과학회지가 발간되었다.

2002년 마취과가 마취통증의학과로 개칭되어 현재 약 4,000여 명의 마취통증의학 전문의가 배출되었으며 대한중환자의학회, 대한통증학회, 대한뇌신경마취학회, 대한신경근연구회, 대한소아마취학회, 대한정맥마취학회, 대한심폐혈관마취학회, 대한산과마취학회, 대한척추통증연구회, 대한 IMS학회 등의 분과학회가 창립되어 의학 발전에 기여하고 있다.

대한마취과학회 로고

1956년 11월 10일 세브란스병원 강당에서 창립총회 겸 학술대회를 개최하면서 대한마취과학회가 발족되었다. 로고 속의 KSA는 'Korean Society of Anesthesiologists' 즉, 대한마취과학회를 의미한다. 대한마취과학회는 1958년 세계마취과학회 회원 국가로 등록되었으며 현재 4,000명 이상의 전문의가 활동하고 있다.

07
코카인의 역사

수술 부위에 마취제를 주사하여 그 부분만 통증을 제거하는 국소마취는 마취통증의학과 의사가 아닌 외과 의사가 직접 시행하지만 이 역시 마취의 한 종류이기에 국소마취의 기원에 대해 잠시 알아보고자 한다.

국소마취의 역사에서 코카인(Cocaine)을 언급하지 않을 수 없다. 기원전 3000년 남미 잉카인들에게는 열대성 나무인 코카의 잎을 씹는 것이 유행이었는데 주로 종교적인 행사나 통증을 없애기 위해 사용하였다. 성직자들에 의해 제한적으로 사용되었으며 당시 그들은 이 코카를 신이 내린 선물이라 믿었다고 전해진다. 이후 코카인의 사용은 중세기 이탈리아의 탐험가인 아메리고 베스푸치(Amerigo Vespucci)의 회고록에서 발견되는데, 1505년 베스푸치가 코카 나무를 유럽으로 처음 들여왔다고 전해진다. 한편, 아메리고 베스푸치는 아메리카라는 단어가 그의 이름에서 유래되었다고 하는 인물이다.

아메리고 베스푸치
(Amerigo Vespucci, 1454~1512)

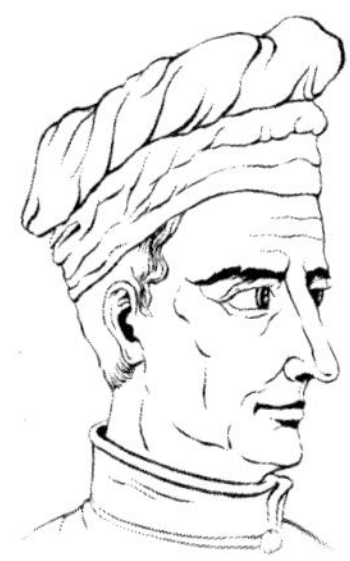

이탈리아 탐험가로 1499년에서 1502년 사이에 남미의 동부 해안을 탐험하고 그의 탐험기를 유럽에 알리게 되었다. 신대륙 초기 탐험자이며 1507년 그의 이름을 따서 아메리카 대륙으로 불리게 되었다. 1499년 브라질 북동부에서 원주민들이 코카 나무 잎을 사용하는 것을 보고 유럽으로 가져와 이의 효과를 알리게 되었다. 코카 나무 잎은 당시 피로 회복과 통증 완화에 도움이 돼 원주민들은 종교 의식과 의학에 사용하였으며 신이 주신 선물이라 믿었는데, 이것이 최초의 국소마취제인 코카인의 원료가 되었다.

이후 300여 년 동안 의학계에서도 코카의 중요성이 강조되어 왔는데 1859년 독일의 화학자인 니만(Albert Niemann)에 의하여 코카 잎으로부터 최초의 국소마취제를 추출하였으며 본인이 이를 '코카인'이라 이름 붙였다. 니만은 이듬해인 1860년에 'On a New Organic Base in the Coca Leaves'라는 제목의 논문으로 박사학위를 받았으나 안타깝게도 1년 후 황색겨자 중독으로 의심되는 폐농양으로 27세의 젊은 나이에 사망하였다.

최초의 국소마취제인 코카인을 발견한 니만 (Albert Niemann, 1834~1861)

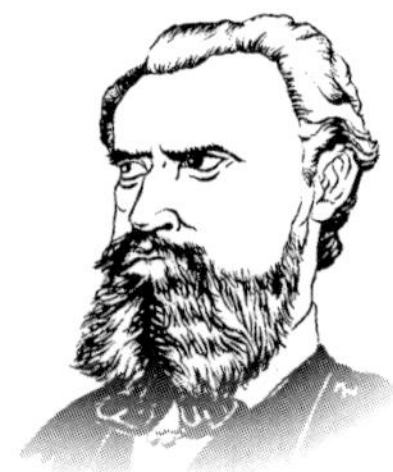

독일의 화학자로서 1859년 코카 잎에서 최초로 국소마취제를 추출하여 이를 코카인이라 명명하였으며, 이듬해에 이를 발표하였다. 이후 코카인을 이용한 부위마취가 임상에 널리 이용되었다. 1861년 폐농양으로 사망하였으며, 그의 동료인 로센(Wilhelm Lossen)이 계속 연구하여 1862년 코카인의 화학구조가 밝혀지게 되었다.

이후 그의 연구를 동료인 로센(Wilhelm Lossen)이 계속 진행하여 1865년 코카인의 화학 구조를 밝혀내게 된다.

니만과 로센이 코카인의 효과에 대한 연구를 하였으나 직접 동물에 코카인을 적용한 실험을 한 사람은 페루의 군의관인 마이즈(Morenoy Maiz)였는데 개구리와 쥐를 이용하여 코카인의 신경계에 대한 효과를 연구한 논문으로 박사학위를 받았다.

이후 1884년 오스트리아 비엔나 종합병원의 안과 의사인 코럴(Karl Koller)이 코카인의 마취 효과를 발견하고 안과 진료 시 도포용으로 사람에게 직접 사용한 것이 환자에게 국소마취제로 사용된 최초의 시도이다. 그는 코카인의 마취 효과를 동물과 자신에게 직접 시험한 뒤 안과 수술에 사용하였다. 당시에는 안과 수술을 할 때 손이나 기구가 눈에 접촉될 때마다 무의식적 반사 움직임으로 수술에 상당한 어려움이 있었는데 코카인을 사용함으로써 안과 수술의 획기적인 계기를 마련하게 된 것이다.

코카인의 국소마취 효과를 최초로 밝힌 코럴 (Karl Koller, 1857~1944)

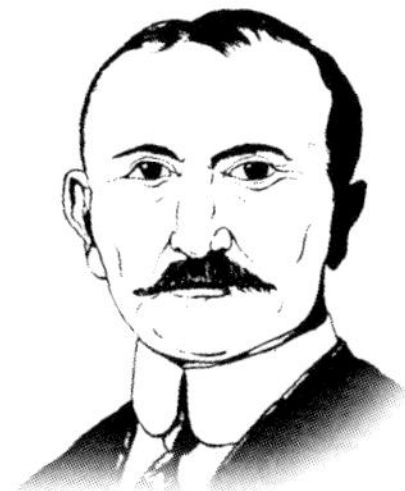

오스트리아 안과 의사로 1884년 안과 수술에서 코카인의 국소마취 효과를 최초로 밝혀냈다. 당시에는 안과 수술 시 반사작용 때문에 수술이 상당히 어려웠는데, 코럴의 발견으로 인하여 안과 수술에 획기적인 장이 열리게 된 것이다. 이후 안과 영역은 물론 치과 및 다른 수술에도 국소마취제인 코카인이 널리 사용되기 시작하였다.

같은 해에 미국 외과 의사인 할스테드(William Stewart Halsted)가 신경 부위에 코카인을 직접 주사함으로써 수술을 위한 국소마취를 최초로 기술하였는데, 그는 존스 홉킨스 병원의 초대 4대 설립 교수 중의 한명으로 자신이 직접 주사를 맞느라고 코카인에 중독되었고 이후에는 몰핀에 중독되었다고 한다.

코카인을 이용한 국소마취를 최초로 시행한 할스테드 (William Stewart Halsted, 1852~1922)

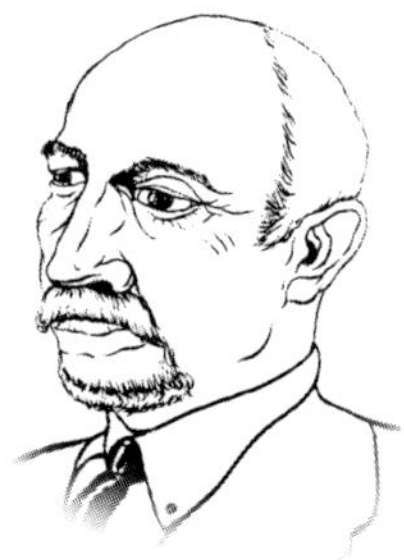

미국 외과 의사로 담낭절제술과 유방절제술을 최초로 시행하였으며, 외과 수술에 무균적 개념을 강조한 의사이다. 1884년 코럴(Karl Koller)의 논문을 읽고 코카인의 마취 효과를 알게 된 후 자신 및 동료와 학생들에게 서로 코카인을 신경에 주사하여 국소마취 효과가 있음을 발견하게 되었다. 그러나 그는 훗날 코카인과 몰핀에 중독되었다. 할스테드는 자신의 어머니의 담낭절제술을 직접 시행하였으며, 여동생이 출산 후 출혈이 심해지자 자신의 혈액을 뽑아 수혈하고 수술을 시행하였다고 한다.

이후 1905년에 독일 화학자인 아인혼(Alfred Einhorn)이 코카인의 중독 및 독성을 줄이기 위해 또 다른 국소마취제인 프로카인(Procaine)을 합성하였는데, 이것이 인간이 합성하여 만들어낸 최초의 국소마취제이다. 프로카인은 '노보카인(Novocaine)'이라는 이름으로 전 세계적으로 사용되었는데 이 노보카인은 마취효과가 좀 약하기는 하지만, 코카인에 비해 상대적으로 안전해 널리 사용되었다. 이후 전신 중독 증상이 적으며 작용시간이 긴 국소마취제가 지속적으로 개발되었는데 '리도카인(lidocaine, Xylocaine 혹은 Lignocaine)'이 그 대표적인 국소마취제이다. 리토카인은 스웨덴 의사인 로프그렌(Nils Lofgren)에 의하여 1943에 개발되어 1949년부터 시중에 판매되었으며 지금까지도 가장 많이 사용되고 있는 국소마취제이다. 여러분이 치과 등에서 국소마취를 받을 때 사용되는 것이 대부분 이 리토카인이다.

이후 메피바카인(mepivacaine), 부피바카인(bupivacaine), 로피바카인(ropivacaine) 등이 개발되었으며, 이들 국소마취제들은 신경세포막에 있는 나트륨 통로를 차단함으로써 국소마취 효과를 발생시킨다.

08 부위마취는 언제부터 시작되었을까?

수술하는 부위만을 마취하는 부위마취는, 전신마취 못지않게 많이 시행되는데 국소마취제가 개발되면서 급속도로 발전하기 시작하였다. 부위마취의 종류는 이미 언급한 바와 같이 시술 부위에 따라 여러 종류가 있어 그 유래도 각각의 마취 종류에 따라 다르다. 가장 널리 사용되고 있는 부위마취로는 척추마취, 경막외마취, 미추마취 등이 있는데, 이들을 중심으로 부위마취의 발달 역사를 살펴보기로 하자.

마취과학 발전사를 보면, 19세기 후반에 다양한 부위마취의 시도가 이루어졌음을 알 수 있다. 부위마취의 최초 시도자는 미국 신경과 의사인 코닝(James Leonard Corning)이라고 할 수 있는데, 1885년 척추신경을 마취할 목적으로 국소마취제인 코카인을 주입한 것이 우연히 경막외마취가 되었고 이것이 경막외마취의 시초가 되었다. 그러나 당시 그는 그의 마취가 경막외마취가 아닌 척추마취로 알고 있었다.

경막외마취를 우연히 발견한 제임스 레오나드 코닝 (James Leonard Corning, 1855~1923)

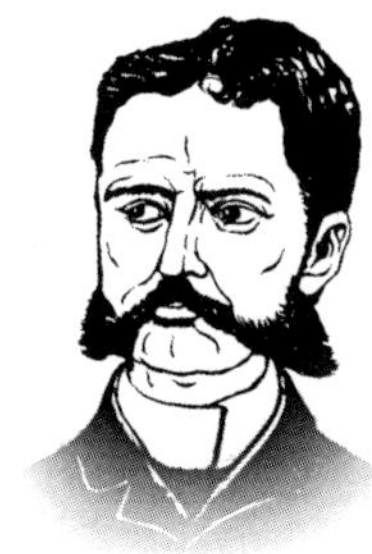

미국 신경학자로 부위마취의 창시자라 할 수 있다. 1885년 최초로 인간의 척수신경마취 즉, 척추마취를 시행할 목적으로 국소마취제인 코카인을 사용하였다. 그러나 실상 당시 그의 마취는 그가 의도한 척추마취가 아닌 경막외마취였으며, 자신도 척추마취로 잘못 알고 있었다.

1900년대에 들어서도 경막외마취에 대한 관심이 있었으나, 진정한 마취 목적으로 경막외마취 방법이 고안된 것은 1921년 스페인 군의관인 빠헤스(Fidel Pages)가 요추경막외마취를 시행함으로써 가능하게 되었으며 이후 이탈리아 외과 의사인 도글리오띠(Achille Mario Dogliotti)에 의해 널리 알려지게 되었다.

1947년 쿨베로(Manuel Martinez Curbelo)가 요추의 경막외강에 가는 관을 꽂아 연속적으로 경막외마취를 하는 방법을 개발해 수술을 위한 마취만이 아니라 무통분만에도 지금까지 유용하게 이용되고 있다.

경막외마취의 대부, 빠헤스(Fidel Pagés, 1886~1923)

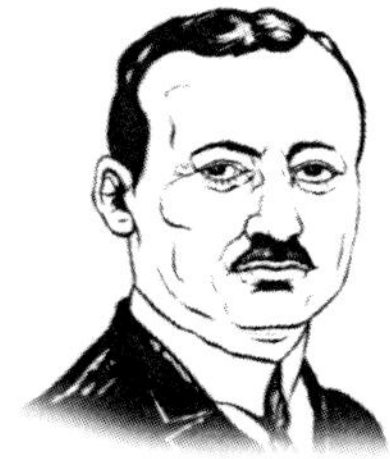

스페인 군의관으로 경막외마취 방법을 고안해낸 의사이다. 1921년 그의 'Anestesia Metamerica'라는 논문에서 요추 경막외강에 마취제를 주사하는 방법과 적절한 약물의 용량들을 발표함으로써 경막외마취의 개척자로 알려져 있다.

한편, 부위마취 중 가장 많이 사용하는 척추마취는 독일 의사인 비에르(August Karl Gustav Bier)가 1898년 최초로 시행하였다. 비에르는 정맥으로 국소마취제를 주사하여 팔이나 다리만을 마취하는 정맥 부위마취를 최초로 시행한 의사이기도 하다. 1898년 8월 16일 비에르는 결핵 감염으로 발목 수술을 받는 환자에게 국소마취제인 코카인을 척추에 주사함으로써 최초로 척추마취를 시행하였다. 이후 몇 몇 환자들에게 척추마취를 시행하여 수술하였으며 그의 조수를 시켜 자신이 직접 척추마취를 받는 실험을 하기도 하였다. 이때 주사기에서 코카인이 새어 나와 자신은 직접 마취 경험을 못하게 되자 그날 오후 조수에게 척추마취를 시행하였다. 당시 척추마취 후 거의 모든 환자들이 마취 후 심한 두통을 호소하였는데, 이는 굵은 바늘을 사용하여 이 구멍을 통하여 뇌척수액이 빠져 나오면서 생긴 합병증이었다. 비에르와 그의 조수 역시 두통으로 고생하게 되었는데 그의 두통이 9일간 지속되었다고 한다.

코닝과 비에르 중 누가 최초로 척추마취를 시행한 사람인가에 대해서는 논란이 있으나, 코닝이 사용한 코카인의 양이나 마취되는 속도와 마취 높이 등을 보았을 때 코닝의 마취는 경막외마취로 판단되므로 비에르가 척추마취를 최초로 시행하였다는 설이 신빙성이 있다.

최초로 척추마취를 시행한 비에르
(August Karl Gustav Bier, 1861~1949)

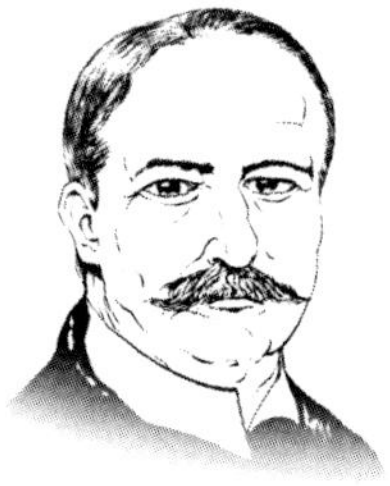

독일 의사로 스포츠 의학의 창시자이기도 하며, 최초로 척추마취를 시행한 의사로 인정받고 있다. 1898년 8월 16일 왕립외과병원에서 결핵으로 발목 수술을 받게 된 환자에게 최초로 척추마취를 시행하여 수술을 하였다. 자신도 직접 조수를 시켜 척추마취 경험을 시도하였으며 이로 인해 수일간 두통으로 고생하기도 하였다. 또한 그는 팔이나 다리만을 마취하는 정맥 부위마취의 창시자이기도 하다.

미추마취 흔히, 꼬리뼈 주사라고 하는 마취는 1901년 두 명의 프랑스 의사인 시카르(Jean-Anthanase Sicard)와 캐슬랭(Ferdinand Cathelin)에 의해 시행되었는데 엉치뼈의 천공열공(sacral hiatus)이라는 부위에 코카인을 투여하여 최초로 시행하였다. 1941년 힝슨(Robert Andrew Hingson)이 이 부위에 바늘을 꽂은 상태로 연속적으로 미추마취를 시행하는 방법을 개발하였으며 1942년 요즘처럼 가는 관을 꽂아 놓고 연속적으로 마취하는 방법을 개발하였다.

이상의 부위마취들은 현대 마취에서 여전히 많이 사용되고 있는데, 약 100여 년 전부터 시작됐다는 것이 그저 놀라울 따름이다.

미추마취의 창시자, 시카르(Jean-Athanase Sicard, 1872~1929)

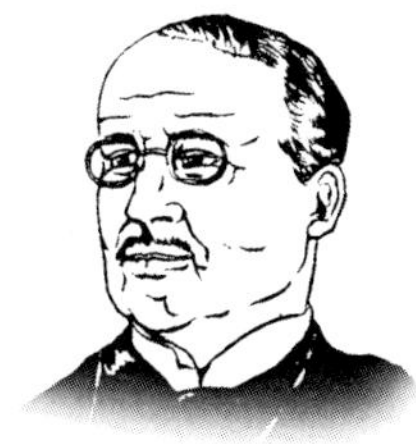

프랑스의 신경학자이면서 방사선학자로 척추신경 방사선 촬영을 위한 조영제를 최초로 도입한 의사이다. 1901년 좌골신경통 및 요통 환자의 치료를 위하여 국소마취제인 코카인을 천공열공을 통하여 주사함으로써 미추마취의 창시자가 되었다. 그가 미추마취를 시행한 3주 후 캐슬랭(Ferdinand Cathelin)이 독립적으로 미추마취를 보고하기도 하였다. 초창기의 미추마취는 실패율이 높아 널리 이용되지 못하였으며, 1940년대 힝슨(Robert Andrew Hingson)이 산과마취에 미추마취를 도입하면서 재조명을 받게 되었다.

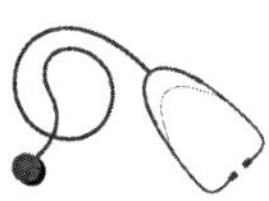

09
마취와 인공호흡기

여기서는 전신마취를 할 때 필수적으로 사용되는 인공호흡기의 역사를 살펴보고자 한다. 이에 앞서 호흡이 어떻게 이루어지는지 먼저 알아보자. 호흡은 갈비뼈 사이에 있는 늑간근육과 기로막이라고도 하는 가슴안과 배

안을 나누는 횡격막, 그리고 목에 있는 흉쇄유돌근(sternocleidomastoid muscle), 사각근(scalene muscle) 등과 같은 부속 호흡근육들의 수축과 이완에 의해 공기를 빨아들이는 흡기(inspiration)와 들이마신 공기를 몸 밖으로 내보내는 호기(expiration)로 이루어진다.

인간과 같은 대부분의 포유동물은 음압 호흡을 시행한다. 즉, 늑간근육들이 늘어나고 횡격막이 수축하면서 흉곽이 팽창하게 되는데, 이는 폐와 흉곽 사이의 공간에 음압을 형성시켜 폐를 부풀리게 하여 대기로부터 공기가 폐로 이동하여 공기의 흡입 즉, 흡기가 발생하는 것이다. 그런 다음 횡격막이 이완되면 반대의 현상이 발생되어 호기가 발생한다. 따라서 이러한 호흡 근육들에 이상이 생기면 호흡을 할 수 없는데 이 경우 인공호흡기를 이용하여 호흡이 이루어지도록 해야 한다.

전신마취 시 근육이완제를 흔히 사용하는데 이는 기관내튜브의 삽관을 용이하게 하고 수술 중 환자의 호흡근을 마비시켜 인공호흡기를 통한 산소 공급과 함께 마취를 유지하기 위해서이다. 필자가 마취를 처음 배울 때쯤인 20년 전에는 인공호흡기가 부착된 마취기가 극히 드물었다. 이 경우에는 호흡낭(reservoir bag)이라고 하는 고무주머니가 마취기에 달려있어, 마취하는 동안 이 호흡낭을 손으로 주무르면서 환자의 호흡을 대신하였다. 요즘은 모든 마취기에 인공호흡기가 부착돼 있어, 환자의 환기가 적절히 유지되도록 하고 있다.

인공호흡기는 호흡기(respirator) 혹은 환기기(ventilator)라고도 불리는데 마취의 편리성을 제공함과 동시에 폐절제술이나 심장 수술 등과 같은 큰 수술이 가능하게 된 것도 인공호흡기의 발전이 한 몫을 했다고 볼 수 있다.

1940~1950년대에 유행성 소아마비(poliomyelitis)가 크게 유행하였는데 당시 매년 이 질환으로 50만 명 이상의 환자가 마비가 되거나 사망

하였다. 이 질환은 폴리오바이러스(poliovirus)에 의해 척수의 회백질(grey matter, 운동신경 부위임)이라는 부위에 염증이 생겨 근육이 무기력해지거나 마비되고 심지어 호흡조차 하지 못하게 되는 질환으로, 20세기 가장 무서운 소아 질환의 하나였다. 1952년에 미국에서만 약 6만 명이 발병하였고 3,000명 이상이 사망하였다고 하는데, 인공호흡기의 발달은 이 질환을 극복하는 과정에서 이루어지게 된 것이다.

가장 초창기 인공호흡기는 1928년 드링커(Philip Drinker) 등이 개발한 아이언 렁(iron lung)이라고 하는 것이었는데, 초기에는 석탄가스 중독 등과 같은 산업 위생 문제를 개선하기 위해 고안하게 되었다고 한다. 이 기계 덕분에 수천 명의 목숨을 살릴 수 있었으나 기계가 크고 비용이 비싸 당시 가격이 1,500달러로 집 한 채 가격이었다고 하니, 수개월 수년 심지어 평생을 이것에 의존하여 살아가야 하는 환자들이 감히 엄두를 못 낼 정도였다.

최초의 인공호흡기인 아이언 렁(Iron lung)

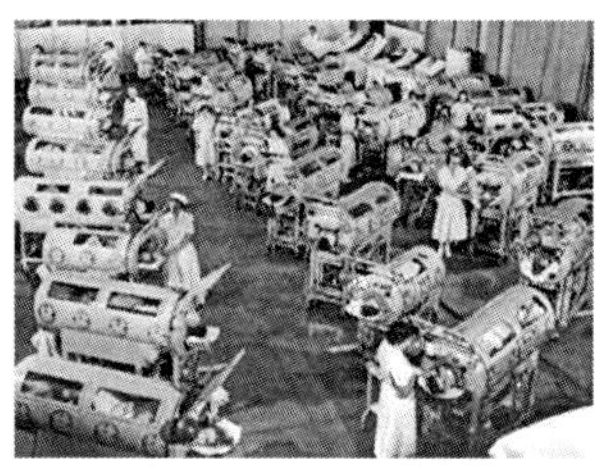

드링커(Philip Drinker) 등이 개발한 최초의 인공호흡기로, 1940~1950년대에 유행성 소아마비로 인한 근육 무기력으로 호흡을 하지 못하는 환자들에게 사용되었다. 그림에서 보는 바와 같이 당시 병원에는 아이언 렁이 병원 복도에 즐비하게 있었다고 한다. 아이언 렁은 작동 방법이 음압환기로 되어 있으며, 이후 양압환기 방법의 인공호흡기로 바뀌었다. 인공호흡기는 요즘 전신마취의 필수 장비로 사용되고 있다.

이후 의공학 기계 발명가인 에머슨(John Haven Emerson)이 기존의 아이언 렁을 변형하여, 보다 값싼 아이언 렁을 생산하였다. 이는 장기간 인공호흡을 하기 위해 고안된 최초의 인공호흡기로, 음압의 특성을 이용하였다고 하여 '음압환기기'라고도 불렸다. 소아마비가 한창 유행이던 1940년대에 광범위하게 이용되었는데, 당시 병원이 아이언 렁으로 가득 찰 정도였다고 한다. 이는 환자의 몸이 들어가는 큰 탱크에 음압을 발생시키면 환자의 가슴이 팽창되고 음압을 없애면 환자의 가슴이 수축되어 호흡이 되도록 하는 최초의 인공호흡기였다.

그러나 현대의 인공호흡기는 양압인공호흡기로 이러한 방식의 인공호흡기는 2차 세계 대전을 겪으면서 전투비행사에게 산소 공급을 하기 위한 기술을 연구하는 도중 개발되었다. 이는 기관내튜브를 통하여 외부에서 폐 내로 공기 혹은 산소를 주입하고 배출하는 방식으로 현재의 인공호흡기의 모태가 되었으며, 이로 인하여 아이언 렁은 사라지게 되었다. 그러나 아직까지도 세계적으로 약 30명의 환자가 아이언 렁으로 호흡을 유지하고 있다고 하며, 가장 오래 아이언 렁을 사용한 환자는 60년 이상을 이 의료기구에 의존해 생명을 유지하였다. 83세에 사망하였는데 이 환자의 기록은 기네스북에 올라 있다.

양압인공호흡기는 1952년 덴마크의 브레그담스 병원에서 최초로 사용되었으며, 이후 전 유럽으로 급속히 확산되었다.

현재 인공호흡기는 전신마취 시 없어서는 안 되는 기계로 각종 기능이 포함돼 있어, 환자의 호흡을 안전하고 적절하게 할 수 있도록 하고 있다. 이제 호흡낭을 이용하여 손으로 호흡을 하게 하고 마취를 유지하는 시대는 사라진 것이다.

10
주사기와 주사바늘의 발명

전신마취는 크게 흡입마취와 정맥마취로 나누어지는데, 정맥마취의 발달은 19세기 중반 주사기(syringe)와 주사바늘(needle)이 발명됨으로써 그 시작이 가능하게 되었다고 볼 수 있다. 그 이전까지는 약을 먹게만 하였지 정맥으로 약물을 투여하지는 못하였다.

주사기는 그리스어의 시링크스(syrinx)에서 유래된 말로 관 혹은 튜브라는 의미이다. 주사바늘은 1844년 5월 아일랜드 의사인 린드(Francis Rynd)에 의해 발명되었다. 그는 환자의 혈액으로 직접 진정제를 투여하는 것이 통증 제거에 빠르고 효과적일 것이라는 생각을 하게 되었고, 환자의 신경통을 제거하기 위해 자신이 만든 주사바늘을 정맥에 꽂아 진정제를 최초로 투여하기도 하였다. 당시 환자는 5년 동안 안면 신경통으로 고생하였으며 몰핀과 석탄산을 혼합한 약물을 신경 주위로 투여하여 성공적인 치료를 하였다고 한다. 그러나 당시 진정제의 투입은 주사기의 피스톤 없이 그저 중력으로만 환자의 혈관에 투여되도록 하였다.

주사바늘을 최초로 고안한 린드(Francis Rynd, 1801~1861)

1844년 아일랜드 의사인 린드가 신경통 치료를 위하여 진정제를 투여하고자 주사바늘을 개발하게 되었다. 이전까지는 약물을 먹기만 하였는데, 결국 린드는 인체 속으로 약물을 최초로 투여한 사람이라 할 수 있다. 이후 1853년 프랑스 의사인 프라바즈(Charles Pravaz, 1791~1853)에 의해 지금과 유사한 피스톤이 달린 주사기가 개발되어 혈관으로 약물 및 수액의 투여가 가능해졌으며 빠른 전신마취도 가능하게 되었다.

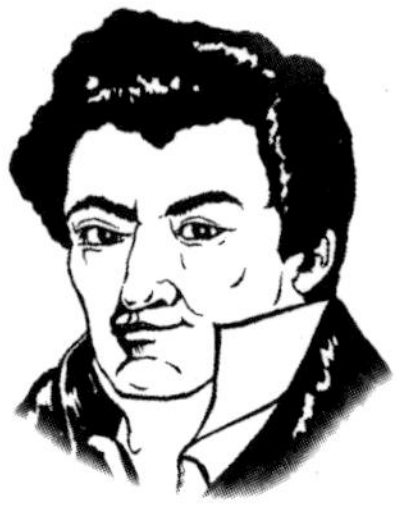

1853년에 프랑스 의사인 프라바즈(Charles Pravaz)가 피스톤이 달린 금속 주사기를 발명하였는데, 그 구성이 요즘 사용되는 주사기와 유사하였다. 그해 스코틀랜드 의사인 우드(Alexander Wood)가 신경통 환자의 치료를 위해 최초로 주사기를 사용하여 몰핀이라는 진통제를 투여하였다. 아이러니한 것은 기록에 의한 최초의 주사기에 의한 약물 남용은 이를 개발한 우드의 아내인데 그녀는 과량의 몰핀을 투여 받은 것이다. 아무튼 이들의 업적으로 약물 투여의 새로운 장이 개척되었지만, 그때까지 소독에 대한 개념이 정립되지 않아 많은 사람들이 주사기에 의해 감염이 되기도 하였다. 또한 주사기 발명으로 19세기 중반 미국 시민전쟁 당시 40만 명 정도가 몰핀에 중독되었다는 추측도 있다.

한편 1930년대까지는 주사기가 발명되어 사용되긴 하였지만, 정맥마취제가 개발되지 않아 마취에 사용되지는 못하였다.

최초의 정맥마취제인 펜토탈(sodium thiopental)은 1934년 아보트 연구소에서 볼위러(Ernest H. Volwiler)와 타번(Donalee L. Tabern)에 의해서 만들어져 그해 3월 8일 워터스(Ralph M. Waters)가 최초로 인간의 혈관에 주사하여 마취하는 방법을 시행하였는데 이때 정맥마취제가 작용시간은 짧지만 진통효과가 거의 없음을 발견하였다. 이후 이 펜토탈은 전신마취 유도제로 지금도 많이 사용되고 있다.

최초로 정맥마취제를 사용한 워터스
(Ralph M. Waters, 1887~1979)

1939년 3월 1일 아보트 연구소에 의해 만들어진 최초의 정맥마취제인 펜토탈(sodium thiopental)을 인간에게 최초로 정맥 주사하여 마취한 사람으로, 정맥마취의 창시자라 볼 수 있다. 그러나 당시 이 정맥마취제는 진통효과가 거의 없음이 확인되었다.

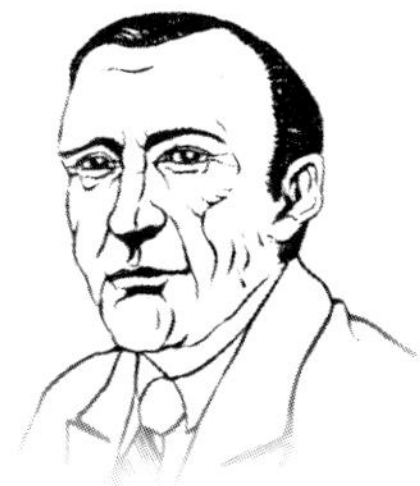

전신마취 시에는 거의 대부분 마취 전 정맥에 링거용액을 연결한다. 이때 정맥에 링거를 연결하는 것은, 수술 전 금식으로 인하여 부족해진 체내 수분량을 보충해주는 의미도 있지만 마취를 위한 약물 투여의 경로를 확보하고 응급 상황 발생 시 약물을 투여하기 위해서 이다. 전신마취 유도 시 이 확보된 정맥으로 수면제를 투여함으로써 마취가 시작되는 것이다.

결국 주사기와 주사바늘의 발명 없이는 전신마취의 발전이 거의 불가능하였을 것이라 볼 수 있다. 현재 전 세계적으로 연간 100억 개 이상의 주사기가 소모되고 있다.

11
링거용액과 마취

그리스 철학자 탈레스(Thales)는 '모든 것은 물에서 시작해 물로 돌아간다.'고 하였다. 이는 만물의 근원이 물임을 말한 것이다. 인체 역시 상당 부분이 물로 이루어져 있는데 수분의 양 및 그 구성이 연령이나 성별에 따라 약간의 차이가 있으나, 약 60~80%의 물 즉, 수분으로 구성돼 있다. 따라서 마취통증의학과 의사에 의한 마취는 수액 투여로부터 시작된다고 볼 수 있다. '수액'이란 인체의 수분 및 전해질 등의 균형을 맞추기 위해 투여되는 액체로 탈수, 설사, 구토, 고열, 대사성산증, 출혈 등에 사용되며 병원에서 흔히 주사 맞는 링거용액 혹은 링겔용액이라고 불리는 수액제를 말한다.

마취통증의학과 의사는 체내 수분의 분포 및 양에 대한 생리적 지식을 가지고 마취 중 환자에게 발생하는 수분의 소실 및 출혈 등을 계산하여 적절한 종류와 양의 수액을 투여함으로써 환자 몸의 수분 및 혈액 상태를 정상적으로 조절해 주는 역할을 한다. 이를 적절히 조절해 주지 못하면, 환자는 탈수나 몸에 물이 많이 차는 부종, 그리고 다양한 전해질 불균형 등을 겪을 수 있다.

1600년대부터 혈관에 약물을 투여하는 방법들이 시도되었지만, 수액을 투여하는 것은 지금으로부터 100년이 채 되지 않는다. 영국 의사인 라타(Thomas Latta)는 1831~1832년 콜레라가 유행하던 시절, 치료를 목적으로 혈관에 수액 투여를 시도하였는데 이로 인해 그는 수액 치료의 아버지라 불린다.

한편 가장 최초로 개발된 생리적으로 안정된 수액은 링거용액으로 1882년 영국의 링거(Sydney Ringer)에 의하여 만들어졌다. 이 링거용액에는 나트륨, 포타슘, 염소, 칼슘 등의 여러 가지 전해질들이 포함돼 있다. 링거는 의사이자 약리학자로 심장과 불수의근(내장 근육 등과 같이 자신의 의지와 무관하게 움직이는 근육)에 대한 연구에 관심을 쏟고 있었다. 그는 개구리의 심장을 몸에서 끄집어 냈음에도 불구하고 계속 뛰는 것을 보고 이것을 가능케 하는 혈액 내 물질을 찾고자 하였다. 개구리의 심장을 연구하면서 혈액을 대체할 용액에 대해 고민하던 어느 날 조수의 실수로 증류수가 아닌 수돗물을 사용하게 되었고, 이때 여러 가지 전해질들이 생체에 중요한 영향을 미치는 것을 발견하게 되었다. 이후 그의 이름을 딴 링거용액이 만들어진 것이다. 그는 개구리의 심장이 계속 뛸 수 있도록 하는 물과 염화나트륨의 적정 비율을 발견하였고, 이를 혈액 대신 사용할 수 있다는 사실도 알아냈다. 전해질이 들어있는 강물이 조금이라도 섞인 물에서는 물고기가 어느 정도 살 수 있지만 전해질이 전혀 없는 증류수에 물고기를 넣으면 금방 죽게 되는 것을 예로 들어, 인체에서 전해질의 중요성을 설명하였다. 그러나 그의 이론이 당시의 과학 수준보다 너무 앞서 잘 알려지지 않았고 20여년이 지난 후에야 그의 이론이 관심을 받게 되었다. 그가 만든 용액이 100년이 지난 후에야 그의 이름을 따서 링거용액이라 불리게 되었으며 수액의 대명사로 불린다.

한편, 1932년 미국 소아과 의사인 하트만(Alexis Hartmann)이 링거용액을 자신의 소아 환자들에 투여한 결과 산증(acidosis, 혈액의 산성화)이 발생하는 것을 보고 링거용액에 젖산(lactate)을 첨가하여 혈액과 유사한 산도(pH)를 가진 용액을 만들었다. 이것이 하트만용액이며 현재 가장 많이 사용되는 수액 중의 하나이다. 과거에는 생리식염수를 많이 사용하였으나 지금은 하트만용액을 가장 많이 사용하고 있다. 흔히 링거용액과 하트만용액을 같은 것으로 혼동하기도 하는데 그 구성 성분에는 분명 차이가 있다.

수액의 대부, 링거(Sydney Ringer, 1836~1910)와 하트만(Alexis Hartmann, 1898~1964)

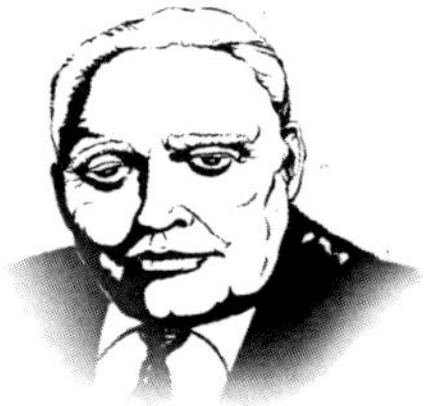

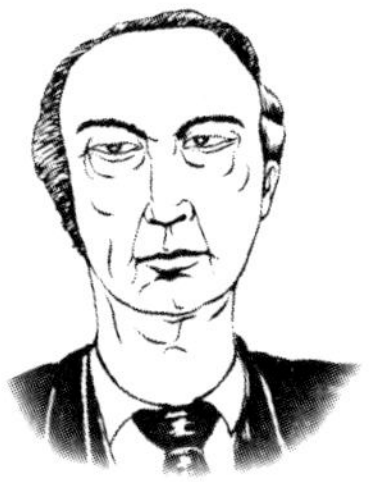

링거는 영국의 의사이자 약리학자이다. 혈액과 삼투압이 유사한 용액을 정맥에 투여하는 용액을 최초로 개발하였으며 이를 링거용액이라 하는데 링거용액은 요즘 수액의 대명사로 불리기도 한다. 또한 링거는 에테르와 클로로포름 마취약제의 불수의근 및 심장에의 효과에 대한 연구를 시행한 최초의 학자이기도 하다.

하트만은 미국 소아과 의사로, 링거용액에 의한 혈액의 산성화를 막기 위하여 이 용액에 젖산을 첨가하여 하트만용액을 만들었다. 하트만용액은 현재 가장 많이 사용되는 수액이다.

조금만 몸이 피곤하거나 불편해도 병원에 와서 링거용액을 놔달라고 요구하는 사람들이 의외로 적지 않다. 그러나 과거 먹는 것이 부족한 시절, 탈수와 전해질 불균형을 겪는 사람이 링거용액을 맞으면 효과가 좋았지만 요즘처럼 세 끼 잘 먹는 사람이 링거용액을 맞는 건 개인적으로 바람직하지 않다고 생각한다. 물론 수액을 맞으면 혈액순환의 개선 효과가 있기도 하고 그 용액에 진정제나 비타민 등과 같은 다양한 보조 약물을 함께 투여함으로써 몸이 다소 좋아짐을 느낄 수는 있다. 그러나 수액은 필요할 때에만 맞아야지 오남용하면 혈압의 변화, 호흡곤란, 감염 등과 같은 예상치 않은 부작용을 겪을 수도 있다.

12
수혈의 역사

출혈이 심한 경우 혹은 혈액 내 혈액응고인자들이 부족한 경우 수혈(輸血, transfusion)이 시행된다. 수혈은 수술실, 응급실, 그리고 중환자실 등에서 주로 시행되는데 이 중에서도 수술실에서 가장 많이 시행된다. 수술실에서 시행되는 수혈은 전적으로 마취통증의학과 의사들에 의해 이루어지며 마취통증의학과 의사들은 수술 동안 환자의 출혈량을 파악하고 적절한 수혈을 시행하게 된다.

수혈은 과연 언제부터 시작되었을까? 성서의 구약시대에 의하면 피를 마시는 것에 대한 구절들이 나온다. 또한 로마시대의 귀족들은 젊고 씩씩한 검투사의 피를 마시면 회춘한다고 믿어 그들의 피를 마셨다고 한다. 그러나 이러한 방법들은 피를 혈관내에 주입하는 것이 아니기에 진정한 의미의 수혈은 아니다.

수혈의 발달은 1628년에 영국 의사인 하비(William Harvey)가 인체에서 혈액이 어떻게 순환하는지에 대해 최초로 규명[혈액순환설]함으로써 가능하게 되었다.

정맥 즉, 혈관으로 주입한 최초의 수혈은 1665년 2월에 영국 의사인 로월(Richard Lower)이 두 마리의 개로 시행한 수혈이다. 2년 후인 1667년 11월, 그는 정신질환이 있는 사람에게 양의 피를 수혈하였는데 사람에게서 오래된 피를 뽑아내고 신선한 피를 주입하면 도움이 될 것이라는 생각을 하였다고 한다.

한편, 사람에게 시행한 최초의 수혈은 로월보다 5개월 앞선 1667년 6월 프랑스 루이 14세의 주치의 중 한사람인 장 바티스트 드니(Jean Baptiste Denis)였다. 최초로 수혈 받은 환자는 원인 모를 열병을 앓고 있던 15세 소년으로, 거머리를 이용해 여러 번에 걸쳐 피를 빼는 치료를 받았고, 양의 피를 수혈한 후 원기를 회복하였다고 한다. 당시 드니의 나이는 24세였다. 이후 여러 차례 동물의 피를 사람에게 주입하였는데 한번은 소의 피를 수혈 받은 남자가 사망한 사건이 발생하였다. 그 남자의 아내는 드니를 고발하였고 재판 결과 살해 혐의가 인정되었으며, 이후 그는 의학을 그만두게 되었다. 하지만 나중에 밝혀진 사실이지만 그 환자의 사망은 비소중독에 의한 것이었다고 한다.

그러나 당시 보수적이던 프랑스 의사회는 하비의 혈액순환설을 인정하지 않았으며 누구도 수혈을 할 수 없다는 칙령을 내렸다. 이후 교황도 이에 동의하여 프랑스를 포함한 유럽에서의 수혈이 오랫동안 엄격히 금지되었다.

1795년에 미국 의사인 피직(Philip Syng Physick)이 인간 혈액으로 수혈을 했다고는 하나, 그 자세한 내용은 전해지지 않는다.

어쨌든, 오랫동안 금지되었던 수혈이 다시 시작된 것은, 영국의 산부인과 의사인 브룬델(James Blundell)의 덕이라고 할 수 있다. 그는 1818년 분만 후 출혈이 심한 산모에게 남편의 혈액을 뽑아 수혈하였는데 이것이 공식적으로 인간의 혈액을 수혈한 최초의 사례로, 이것이 인류 최초로 사람의 혈액을 사용한 수혈이었다고 인정받고 있다. 이후에도 그는 위암으로 거의 죽어가던 환자에게 사람의 혈액 약 400ml를 수혈하는 데 성공하였다. 그러나 수혈한 48명의 환자를 분석한 당시의 한 연구에 의하면 무려 18명의 환자에게서 치명적인 결과가 나타났다고 한다. 이는 아마도 당시에는 혈액형에 대한 개념이 없었기 때문에 혈액이 응고하는 용혈성 반응때문인 것으로 추측된다.

인간 혈액의 수혈을 최초로 시행한 제임스 브룬델 (James Brundell, 1791~1878)과 당시의 수혈 모습

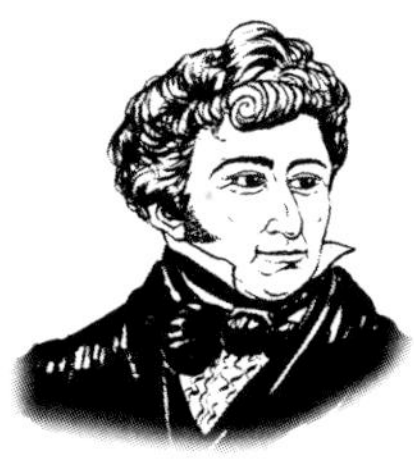

1818년 영국 산부인과 의사인 브룬델은 출산 후 출혈이 심한 산모에게 남편의 혈액을 뽑아 수혈을 최초로 시행하여 성공하였다. 당시 그는 산후 출혈로 사망하는 환자들에 대해 관심이 많았다. 그가 성공적으로 수혈을 시행한 것이 1829년이라는 설도 있다. 어쨌든, 최초로 인간의 혈액을 인간에게 투여한 사람으로 알려져 있다.

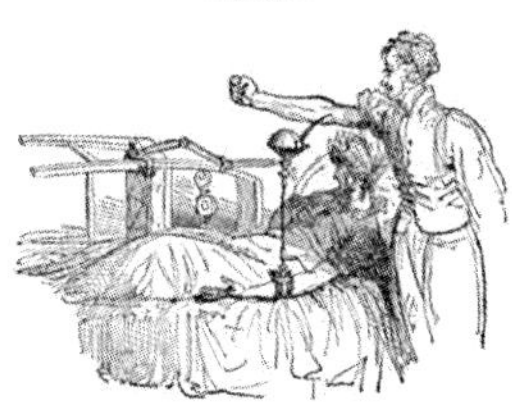

이후 1902년 란트슈타이너(Karl Landsteiner)가 혈액형을 발견한 후에야 수혈이 안전하게 시행될 수 있었다.

13
혈액형의 발견

마취통증의학과 의사는 수혈을 가장 많이 시행하는 의사들이다. 수혈을 함에 있어 가장 기본적인 것은 환자의 혈액형과 맞는 혈액을 투여하는 것인데, 아주 당연한 것이긴 하지만 다른 혈액형이 투여되는 경우가 있을 수 있다. 한 예를 들어보자. 수혈을 받을 환자의 이름이 '이숙이'라고 하자. 그런데 혈액은 '이수기'씨에게 투여될 혈액이다. 이럴 경우 이름만을 들어볼 경우 이수기씨에게 투여될 혈액이 이숙이씨에게 투여될 수 있다. 과거에는 이러한 혼돈이 아주 드물기는 하였지만 실제 발생하기도 하였다. 이러한 실수를 방지하기 위해 지금은 바코드 등을 포함해 몇 차례의 확인 절차를 거쳐 정확한 혈액형의 피가 안전하게 환자에게 투여되도록 하고 있다. 이는 마취를 하는 동안 수혈하는 경우에도 마찬가지이다.

여기서 잠깐, 인간 혈액형 연구에 대한 역사를 살펴보자. 수혈에 대한 관심은 17세기부터 시작되었는데, 당시에는 혈액형에 대한 개념이 전혀 없어 양이나 소와 같은 동물의 피도 인간에게 투여하였다. 인간의 혈액형에 대한 개념은 약 100여 년 전인 1901년 오스트리아의 생물학자이자 의사인 란트슈타이너(Karl Landsteiner)에 의해 최초로 밝혀졌는데, 이로 인하여 1930년에 그는 노벨상을 받는 영광을 안게 된다. 1900년 그는 연구 과정에서 두 사람의 혈액이 접촉했을 때 응고가 발생하는 것을 보고 이듬해 이것이 혈청(blood serum, 혈액을 시험관에 담았을 때, 혈장성분과 혈구성분으로 분리되었을 경우 혈장성분에서 피브리노겐을 제거한 것)에 의한 것이라는 것을 밝혔고 이때 혈액형을 A형, B형, C형으로 분류하였는데, C형이 지금의 O형이다.

인간 혈액형을 최초로 발견한 란트슈타이너
(Karl Landsteiner, 1868~1943)

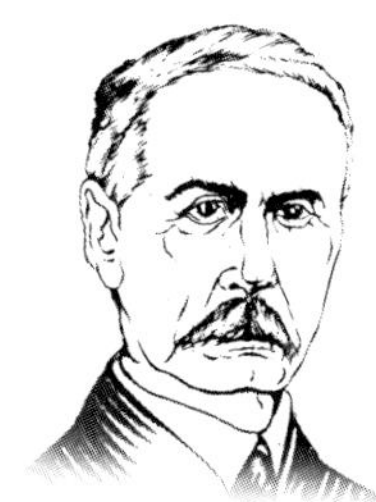

오스트리아의 생물학자이면서 의사로 1901년 A형, B형, C형(오늘날의 O형)의 3개 혈액형을 발견하였으며 이후 그의 제자인 디카스텔로와 스털리에 의해 네 번째 혈액형인 AB형이 발견되었다. 또한, 같은 혈액형의 혈액을 다른 사람에게 투여하면 안전하다는 것도 밝혀내어 안전한 수혈을 가능하게 한 사람이다. 이러한 공로로 1930년 노벨 생물의학상을 수상하였으며 수혈 의학의 아버지라 불린다. 또한 그는 폴리오 바이러스를 발견한 것으로도 유명하다. 그의 혈액형 발견으로 인하여 마취 시 안전한 수혈이 가능하게 되었다.

이후 네 번째 혈액형인 AB형은 1902년에 그의 제자인 드카스텔로(Alfred von Decastello)와 스털리(Adriano Sturli)에 의해 발견되었다. 또한 란트슈타이너는 혈액형이 다른 혈액을 투여할 경우 혈액 세포가 파괴된다는 것도 발견하였다.

란트슈타이너의 발견에 영향을 받아 1907년 최초로 오텐베르그(Reuben Ottenberg)에 의하여 수혈적합검사를 시행한 후 같은 혈액형의 혈액을 이용한 수혈이 시행되었다. 그는 수혈하는 혈액의 적혈구에 대해서 환자의 항체가 해를 주며, 반대인 경우에는 그렇지 않은 것을 발견하였다. 이 결과에 의해 O형의 혈액형은 모든 다른 혈액형 환자에게 투여할 수 있다는 사실이 밝혀지게 되었는데, 따라서 O형 혈액을 '만능공여자(universal donor)'라고 한다.

흔히 혈액형에 따른 성격을 이야기 할 때 O형에 대해 인간성이 좋고, 애정이 강하고, 자신보다 남을 잘 배려한다고 하는데 아마도 O형이 만능공여자이기 때문은 아닐까?

어쨌든 오텐베르그는 수혈하기 전에 환자와 공혈자의 혈액형을 검사하였던 최초의 사람이 되었고, 수혈 전에 수혈적합검사(교차시험)를 최초로 시행한 사람으로도 역사에 남게 되었다.

14
무통분만의 기원

출산은 기대와 기쁨만 있는 것이 아니라 진통으로 인한 고통과 공포도 함께 한다. 여성에게 분만의 고통은 성경에 자식을 낳는 아픔을 겪어야 한다는 것에서부터 시작되었다고 볼 수 있을 것이다. 그러나 흡입 마취제인 클로로포름이 분만통을 제거하기 위하여 사용되면서 이브에게 내려진 출산의 고통에 대한 원죄가 끝나게 된다. 여기서는 출산의 고통을 사라지게 한 무통분만의 역사를 간단히 살펴보기로 하자.

19세기 중엽 흡입마취제인 클로로포름이 사용되기 시작하였는데 스코틀랜드 출신의 심슨(James Young Simpson)이 1847년 11월 최초로 클로로포름을 이용한 무통분만에 성공하였다. 우습게도 그가 무통분만에 클로로포름을 사용하게 된 것은, 대학에서 화학 실험을 하던 도중 누군가가 클로로포름 병을 엎지르면서 우연히 이의 마취 효과를 발견하게 된 것이다.

무통분만의 대부, 제임스 영 심슨
(James Young Simpson, 1811~1870)

스코틀랜드 의사로 클로로포름의 마취 특성을 밝혀내고 이를 의학에 도입하였다. 그의 가장 큰 업적 중의 하나는 분만 과정의 진통 제거에 마취를 최초로 시도한 것이다. 그는 재능이 뛰어나 14세에 대학을 들어갔으며 18세에 졸업하였으나 나이가 너무 어려 의사 면허를 받기 위해 2년을 기다려야 했다고 한다.

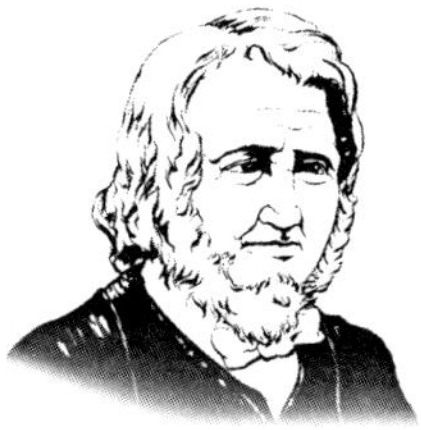

그러나 무통분만의 실제 획을 그은 이는 영국 왕실 주치의인 존 스노우(John Snow)로 1853년과 1857년에 각각 영국의 빅토리아 여왕의 9자녀 중 마지막 두 자녀인 레오폴드 왕자와 베아트리스 공주를 출산할 때 클로로포름으로 만족스러운 무통분만을 시행한 것이다. 당시 그의 사례집 기록을 보면 '여왕 폐하의 자궁 수축 동안 통증이 미미하다고 하셨고 수축이 없는 동안에는 아주 편하다고 하셨다.'라고 적혀있다.

이로 인하여 그는 '통증을 정복한 자'라는 글귀가 새겨진 문장과 함께 기사 작위를 받았으며 산과마취의 선구자로 불리게 되었다.

산과마취의 대부, 존 스노우(John Snow, 1813~1858)

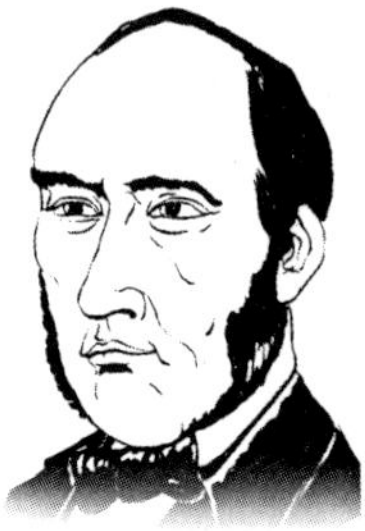

영국 의사로 1854년 콜레라의 역학을 밝혀 낸 것으로도 유명하다. 마취와 관련해서는 에테르와 클로로포름의 용량을 연구한 첫 의사이기도 하다. 빅토리아 여왕의 마지막 두 번의 출산(1853년 레오폴드, 1857년 베아트리스) 시 클로로포름으로 무통분만을 하여 산과마취의 대부라고도 불린다.

당시 종교적인 이유로 무통분만을 반대하는 이들도 많이 있었지만 어쨌든 당시에는 빅토리아 여왕이 무통분만을 함으로 인하여 무통분만을 '여왕식분만'이라고 하기도 하였다.

훗날 정맥마취제인 펜토탈을 사용하여 최초로 정맥마취를 시행하여 정맥마취의 창시자로 불리는 워트스(Ralph M. Waters)는 스노우를 최초의, 그리고 최대의 마취과 의사라고 칭하기도 하였다. 또한 스노우는 콜레라가 물에 의해 전염되는 수인성 질병임을 밝혀내기도 하여 역학(epidemiology)계의 대가로도 유명하다.

지금의 무통분만은 과거와는 달리, 경막외마취와 같은 방법으로 허리에 주사를 놓아 시행하며 세계적으로 1/2~2/3 정도의 산모가 무통분만으로 출산한다고 한다. 이 무통분만은 마취통증의학과 의사가 시행하며, 제왕절개술로 출산을 하는 산모를 제외하면 현재 과반수의 산모가 무통분만 시술을 받고 출산한다고 보면 될 듯하다.

15
전신마취기

현대 전신마취의 발달은 마취약제의 발달과 함께 전신마취기(anesthetic machine)의 발달이 함께 이루어짐으로써 가능하게 되었다고 볼 수 있다.

수술실에는 각 수술방마다 한 대씩의 전신마취기가 안방마님처럼 자리를 차지하고 있는데 전신마취를 위한 흡입마취제, 산소, 아산화질소 등을 연속적으로 그리고 정확하게 공급할 수 있는 기계로 지금은 인공호흡기, 환자 안전 장치, 환자 감시 장치 등도 함께 포함되어 안전한 마취를 시행할 수 있도록 되어 있다.

전신마취기 한 대의 가격은 종류에 따라 차이가 있으나 일반적으로 수천만 원에 달하여 고급 승용차 가격과 맞먹는다. 수명 역시 승용차의 수명과 유사하여 적절한 시기에 교체해 주어야 한다. 지금도 많은 전신마취기들이 새로이 생산 판매되고 있지만, 실질적으로는 20~30년 전의 기계와 비교해 볼 때 약간의 차이는 있으나 근본적인 차이는 없으며, 생산 업체들의 판매 전략상 업그레이드에 불과하다고 볼 수 있다.

전신마취기의 개척자는 영국의 마취과 의사인 보일(Henry Edmund Gaskin Boyle)로 알려져 있다. 그는 1917년 지금의 전신마취기 원리와 거의 유사한 전신마취기를 최초로 고안하였다. 당시 그의 전신마취기는 산소, 아산화질소, 그리고 보일 병(Boyle's bottle)이라고 하는 액체 에테르를 기체로 기화시키는 장치로 구성돼 있었다. 이전까지만 하여도 전신마취를 하기 위해서는 마취를 하는 의사가 복잡하면서 무거운 다양한 기계와 기구들을 직접 들고 다니며 마취를 하였는데, 보일의 전신마취기 개발로 하나의 세트로 구성된 이동이 용이한 전신마취기가 세상에 등장하게 된 것이다.

근대 전신마취기를 최초로 고안한 보일 (Henry Edmund Gaskin Boyle, 1875~1941)과 전신마취기

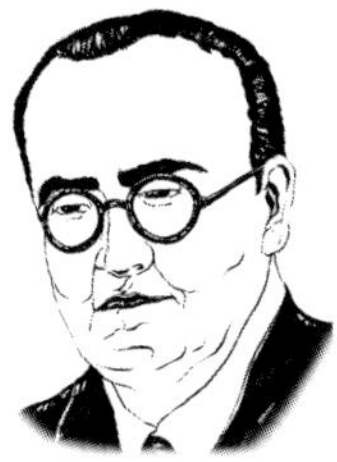

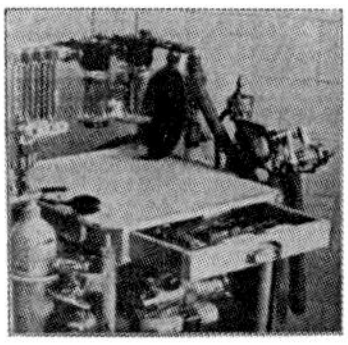

보일은 영국의 마취과 의사로 근대식 전신마취기를 최초로 고안한 사람이다. 지금도 그를 기리기 위하여 전신마취기를 보일 기계라 부르기도 한다. 이 전신마취기가 고안되면서 전신마취기의 이동이 편리해졌고, 그 기본 구성은 현재의 전신마취기와 거의 유사하다.

전신마취기의 오류는 자칫 환자의 생명과도 직결될 수 있는데, 근래의 전신마취기 사용 시 이로 인한 마취사고는 거의 발생하지 않는다. 과거의 한 보고에 의하면, 마취사고 359건 중 6건 즉, 2% 정도가 전신마취기의 오류에 의한 것이었으며, 이 비율은 마취 담당 의사의 부주의에 의해 마취사고가 발생될 확률과 거의 유사하다고 한다.

그러나 지금의 전신마취기에는 공급되는 산소 압력이 낮거나 산소 비율이 21~25% 이하로 감소할 경우, 혹은 인공호흡기의 작동이 부적절한 경우에 경고음이 울리며 두 가지 이상의 흡입마취제가 투여되지 않도록 하는 장치 등 10여 종의 다양한 안전장치들이 설치돼 있어, 정기적으로 전신마취기의 점검을 시행한다면 전신마취기의 오류로 인한 마취사고의 위험은 거의 없다고 볼 수 있다.

전신마취기는 이미 이 책의 앞에서 비유적으로 설명했듯 환자 여러분의 '안전한 비행'을 위한 엔진이다

16
실수로 발전한 마취통증의학

의학은 인간의 생명과 직접 연관되기 때문에 오류나 실수가 절대 용납되지 않는 분야이다. 그러나 아이러니하게도 우연, 오류, 실수, 혹은 착오 등이 의학을 엄청나게 발전시킨 사례들이 많이 있다. '우연'의 축복인 것이다.

1928년 영국의 런던대학교 미생물학자인 플레밍(Alexander Fleming)이 우연히 페니실린을 발견한 것이 그 대표적인 예이다. 당시 그는 인플루엔자 바이러스에 관한 연구를 하던 중이었는데 그가 일하던 실험실의 아래층에서는 곰팡이를 연구하고 있었다. 한번은 플레밍이 포도상구균을 기르던 페트리 접시를 배양기 밖에 둔 채로 휴가를 다녀왔다. 휴가에서 돌아온 그는 페트리 접시를 확인하던 중 푸른곰팡이가 그 위에 자라있고 곰팡이 주변의 포도상구균이 깨끗하게 녹아있는 것을 발견하고 그 푸른곰팡이가 포도상구균의 성장을 막고 있다는 것을 알게 되었

다. 또한 푸른곰팡이 주위가 무균 상태라는 사실을 확인하고 푸른곰팡이의 배양물을 10,000배로 묽게 해도 포도상구균의 증식을 막을 수 있다는 사실을 발견, 이 물질을 페니실린(penicillin)이라 명명하였다. 이 발견으로 그는 1945년 노벨 생리·의학상을 수상하였는데 만약 이 우연한 실수가 없었다면 항생제의 발전은 보다 더디게 이루어졌을 것이다. 한 가지 재미난 일화로 플래밍이 어릴 시절 연못에 빠진 한 아이를 구해 주었는데 그 아이의 아버지가 이에 대한 보답으로 플레밍의 의학 공부를 지원해 주었다. 이 아이가 바로 훗날 영국 수상이 된 처칠이었고 어른이 된 플래밍은 페니실린을 발견함으로써 당시 폐렴에 걸려 위독한 처칠을 다시 한 번 구해주게 된다. 처칠은 제2차 세계대전이 끝나고 이렇게 말했다고 한다.

"페니실린이야말로 연합국 승리의 숨은 공로자이다."

'착오'로 인해 발생한 일들 중 좋지 않을 결과를 가져온 사례도 있다. 대표적인 것으로는 18세기말 영국에서 발생한 종두법 소동이다. 얼마 전 우리나라에서 미국산 쇠고기를 먹으면 광우병에 걸린다는 소문으로 인해 전국적으로 많은 시위들이 잇따른 적이 있다. 공포 분위기는 전국적으로 확산되었고 유모차 부대가 등장하는가 하면 '아직 더 살고 싶다'는 플랭카드를 든 중고등학생까지 촛불시위에 참석하며 전국적으로 엄청난 파장을 일으켰다. 하지만 미국산 쇠고기가 들어오고 난 후 지금까지 국내에서 광우병에 걸린 사람은 한 명도 없으며 광우병을 들먹이며 시위를 조종한 정치인, 시민운동가, 언론인들은 그 당시 자신들의 판단에 대해 지금까지 아무런 말이 없다. 영국의 종두법 소동이 바로 우리나라의 광우병 소문에 따른 착오와 유사하다. 당시 영국의 의사이면서 과학자인 제너(Edward Jenner)가 천연두(smallpox) 예방을 위해 종두법을 개발했는데 백신을 인체의 피부에 접종하는 종두(種痘,

vaccination)를 하면 사람이 소로 변한다는 근거 없는 소문이 돌아 많은 사람들이 접종을 거부하였다. 결국 다른 나라보다 종두법 전파가 늦어져 영국에서 수많은 천연두 환자가 발생한 것이다.

마취 역사에 있어서도 우연이나 실수로 인해 오히려 발전된 재미있는 역사들이 많이 있다. 경막외마취가 한 예다. 경막외마취란, 척추신경 주위의 경막외강이란 곳에 국소마취제를 주입하여 마취를 하는 것인데 하지 수술이나 무통분만 시 많이 사용되는 마취방법이다. 1885년 미국 뉴욕의 신경과 의사인 코닝(James Leonard Corning)이 환자의 척추신경을 마취시킬 목적으로 코카인을 척수강 내에 주사하고자 하였는데, 실수로 경막외강으로 주사하게 되었고 코닝의 이 우연한 발견을 근거로 1921년 스페인의 군의관인 빠헤스(Fidel Pages)가 현재와 같은 경막외마취를 처음 시도하여 이것이 지금까지 유용하게 이용되고 있다.

전신마취의 시초인 에테르 마취 또한 우연히 발견하게 된 마취통증의학의 한 분야이다. 사실 이 이야기도 앞에서 소개한 바 있다. 1830년대 대학생들 사이에서 에테르 놀이(ether frolics)라는 것이 유행한 시절이 있었다. 흡입 가스인 에테르나 아산화질소를 마시면서 기분이 좋아지는 파티로 구경꾼은 그들의 모습을 보는데 25센트를 주었다고 한다. 당시에는 에테르나 웃음가스라고 하는 아산화질소를 마시고 즐기는 것을 약물 남용이라고 여기지 않던 시대였다.

에테르 향연(Ether Frolics)

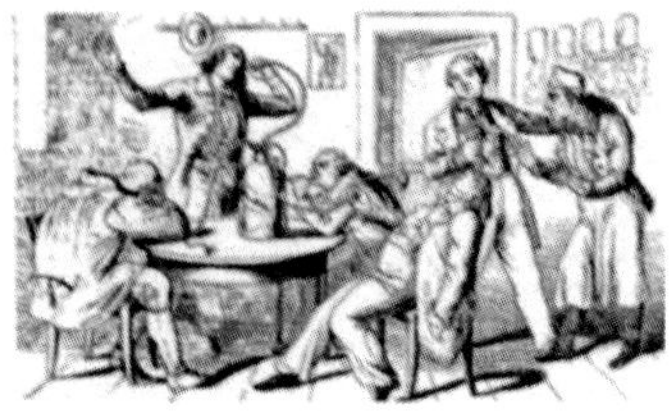

1830년대 미국 대학생들 사이에 에테르 향연이 유행하였다. 이는 학생들이 에테르를 흡입하면 기분이 좋아지는 것을 알고, 이를 마시면서 즐기는 놀이로 웃음가스라고 하는 아산화질소 역시 이때 전국적으로 소개되었다. 에테르를 마시고 재미있는 행동을 하는 사람들을 구경하는데 25센트를 내기도 하였다. 이 에테르와 아산화질소가 근대 전신마취의 기원이 되었다.

1842년 미국 외과 의사이면서 약사인 롱(Crawford Williamson Long) 역시 이 파티를 구경하거나 자신이 직접 가스를 마시기도 하였다. 그는 우연히 에테르 놀이에 참가한 후 에테르 냄새를 맡고 환각 상태에 빠져 가구에 부딪혀 멍이 들거나 혹이 생겨도 아픔을 느끼지 못하는 것을 보았고 심지어는 나중에 이것을 기억조차 하지 못하는 사실을 알고 에테르를 이용하여 외과 수술을 위한 마취가 가능할 것이라 생각하게 된 것이다. 이후 환자를 마취시킨 뒤 종양을 제거하고 수술을 성공적으로 할 수 있었는데 이것이 사실상의 전신마취의 시작이 된 것이다. 즉, 1842년 세계에서 처음으로 외과 수술에 에테르를 이용한 전신마취를 시행한 사람이 바로 그인 것이다. 그러나 그가 몇몇 의사들에게 에테르를 이용한 마취를 알려주긴 하였으나, 4년 후인 1846년 몰튼이 대중들 앞에서 에테르를 이용한 전신마취를 공개적으로 보여줌으로써 마취 역사학에서는 몰튼을 에테르 전신마취의 시초자로 공인하게 되었다.

과거 사용된 흡입마취제인 클로로포름(chloroform) 역시 우연히 발견된 마취의학의 한 장이다. 1847년 11월 4일 영국의 의사인 심슨(James Young Simpson)이 잠을 자게 하는 클로로포름의 특성을 케이트와 듀칸이란 친구 두 명과 함께 실험하게 되었다. 가스를 흡입하자 모두들 기분이 들뜨면서 즐거움을 느끼게 되었다가 갑자기 쓰러져 다음 날이 되어서야 의식을 되찾을 수 있게 되었다. 심슨은 일어나자마자 이를 수술을 위한 마취에 사용할 수 있을 것이란 생각을 문득 하게 된 것이다. 즉시 그들은 심슨의 질녀인 페트리에게 이를 시도하였는데 그녀가 클로로포름을 흡입하면서 무의식적으로 '나는 천사다'라는 가사를 노래하였다고 한다. 그러나 심슨이 그날 클로로포름을 흡입하고 살아남은 것은 정말로 다행이었다. 왜냐하면 흡입한 클로로포름의 양이 조금 더 많았다면 아마도 사망하였을 것이기 때문이다.

클로로포름은 1880년대 중반부터 1900년까지 전신마취에 이용되었다. 과거 영화에서 보면 악당들이 여자를 납치하기 위하여 수건에 약을 묻혀 입과 코를 틀어막아 기절시키는 것이 클로로포름의 효과를 근거로 흉내낸 것이다. 그러나 실제로는 흡입마취제를 마셔도 영화에서처럼 그렇게 빨리 사람이 의식을 잃지는 않는다. 의식을 잃을 정도가 되려면 최소 수 분이 지나야 하며 상대가 호흡을 하지 않으면 더 많은 시간이 걸리므로 영화에 나오는 장면은 그저 영화일 뿐이다.

흡입마취제 클로로포름의 우연한 발견

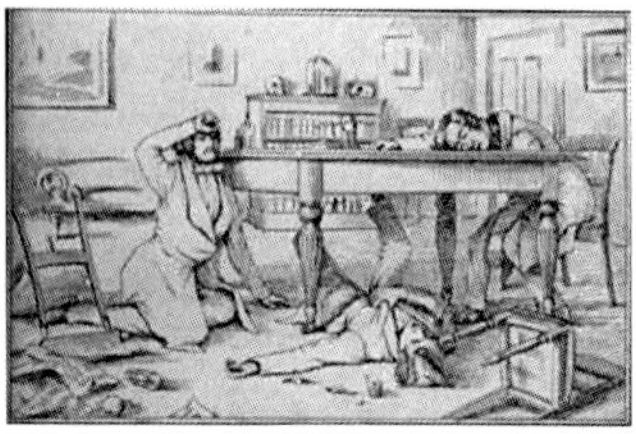

심슨(James Young Simpson)과 그의 동료들은 다양한 화학 물질들 중 마취 효과가 있는 물질에 대해 연구를 하고 있었다. 이중 클로로포름이라는 화학 물질의 마취 효과에 대해서 이미 실험한 바 있으나, 이것의 마취 효과를 느끼지 못하여 무시하고 있었다. 그러던중 1847년 11월 4일 심슨은 거실에서 친구인 케이트, 듄칸과 함께 클로로포름을 흡입한 후 모두 의식을 잃고 다음날 깨어나게 되었다. 심슨은 깨어나자마자 클로로포름의 마취 효과를 알게 되었고, 이것이 흡입마취제로 사용된 계기가 되었다. 만약 그가 클로로포름을 적게 흡입하게 되었다면 클로로포름의 마취 효과를 발견하지 못했을 것이다.

PART 05

밴드에 있어 드럼이라는 파트는 무대의 가장 뒤편에 위치하지만 리듬을 주도하는 역할을 한다. 드럼의 박자가 제대로 되지 않으면, 곡 전체가 매끄럽게 이루어질 수 없다. 무대 맨 앞에서 노래를 부르는 가수가 집도의라고 한다면 뒤편에서 곡의 전반적인 리듬을 이끌어가는 것이 마취통증의학과 의사의 역할인 것이다.

마취 경험 이야기

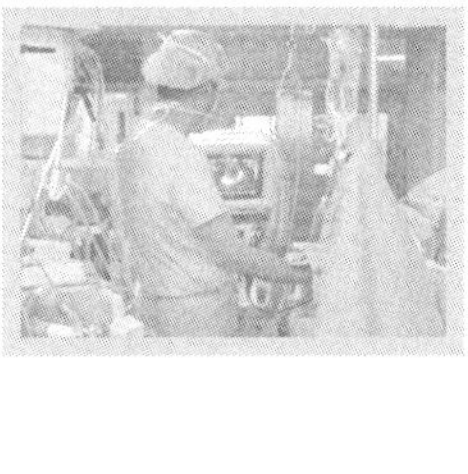

건강한 자는 모든 희망을 안고, 희망을 가진 자는 모든 꿈을 이룬다.

—아라비아 격언—

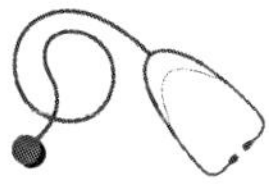

01
마취통증의학과 의사는 모두 천국 간다

필자가 제일 많은 가르침을 받았고 또 존경하는 선배이면서 스승인 한 마취통증의학과 교수님에 대해 잠시 언급하고자 한다.

환갑이 넘으신 지금도 현역에서 심장마취와 같은 힘든 일을 하고 계신다. 의과대학 1학년 때부터 필자의 지도교수님이셨으니 지금까지 인연만 해도 4반세기가 넘는다. 교수님께서는 약주를 좋아하셔서 전공의 시절엔 회식자리도 참 많이 가졌다. 마취과는 '마시고 취하는 과'라는 농담이 있을 정도였다. 마취통증의학과 의사들이 모인 회식은 수술이나 마취에 대한 것이 당연히 주된 이야깃거리이고 안줏거리이다. 가끔은 외과 의사들을 안줏거리로 삼기도 하지만….

한번은 회식자리에서 교수님께서 기분 좋을 정도의 약주를 드시고는 "너희들 모두 천국 갈 거야!"라고 하셨다. 이유인 즉, 마취통증의학과 의사는 환자는 모르지만 그 환자를 위해서 최선을 다하며 살기 때문이라는 것이다.

지금까지 마취통증의학과 의사로 살아오면서 돌이켜보니 나름 일리가 있지 않을까 한다. 마취통증의학과 의사들은 수술 받는 동안 환자들의 생명을 돌봐 줌에도 그들로부터 고맙다는 말 한마디 듣지 못하고 평생을 살아가는 의사들이기 때문이다. 수술 받는 동안 환자는 말을 할 수도 없거니와 의식조차 없을 때가 허다한 상황이니 어찌하랴.

지금은 거의 사라졌지만 과거에는 촌지(寸志)라는 음성 관행이 의료계에도 많이 있었다. 촌지란 촌심(寸心)과 같은 말로, 마음이 담긴 작은 선물이라는 뜻이지만 환자나 보호자는 '수술을 잘해 달라'며 부탁의 표시로 전하거나 '빨리 좀 해달라'는 청탁의 의미로 건네기도 하였으며, 때에 따라서는 수술 후 감사의 표시로 전하기도 하였다. 그러나 마취통증의학과 의사에게 촌지란 생각지도 못하는 것이었다. 교수님 말씀대로 마취통증의학과 의사는 환자에게 고맙다는 말 한마디 듣기를 바라지도 않으며, 환자를 성의껏 돌보기 때문에 '너희들 모두 천국 갈 거야'라고 하신 말씀이 아직도 생생히 기억난다.

나중에 천국에 갈지 어떨지는 모르지만 환자에게 최선을 다하는 마취통증의학과 의사로 살아가는 지금 이곳이 필자에게는 천국이다.

02
담배 팔면서 인삼 파는 우스운 나라, 대한민국!

한 인디언 소녀가 있었다. 그녀는 너무나도 못생겨 늘 마음의 상처를 안고 살았다. 어느날 '다음 생에서는 세상의 모든 남자들과 키스하고 싶다'라는 유언을 남기고 자살하였다. 그리고 그녀가 묻힌 자리에 풀이 자라났는데 그것이 담배라고 한다.

아메리카 대륙을 발견한 콜롬버스(Christopher Columbus)가 신대륙 발견 당시 그곳의 인디언들에게 담배를 선물 받은 것이 문명사회와 담배가 처음 만난 사건으로 알려져 있다. 이후 담배는 16세기경부터 유럽에서 많이 사용되기 시작하였다. 주된 성분인 니코틴(nicotine)은 유럽에 담배를 널리 퍼지게 한 프랑스 외교관 '장 니코(Jean Nicot)'의 이름에서 나온 것이다. 프랑스에서 담배는 그의 이름을 따서 '니코티안' 또는 '니코의 풀'로 불렸다. 정확한 것은 알 수 없지만 우리나라에서는 17세기경부터 담배가 이용되기 시작하였다고 한다. 인조실록(仁祖實錄)에 의하면 광해군(光海君) 때 일본에서 우리나라로 담배가 전해졌다고 되어 있다. 광해군이 담배를 아주 싫어하여 어전회의나 궁궐에서 담배 피우는 것을 금지시켰는데 이것이 어른이나 상전 앞에서 담배를 피우지 않는 우리나라의 담배 예절 관습이 되었다고 한다.

한국담배인삼공사(KT&G)는 과거 정부조직인 전매청의 후신으로 백과사전을 보니 '담배 · 인삼 사업의 건전한 발전을 도모하고 국민경제에 이바지할 목적으로 재정경제부 산하에 설립된 정부투자기관'이라고 되어 있다. 이참에 한국담배인삼공사 홈페이지에 들어가 보니, 연간 매출액이 2조 4천억 원이고 순수익이 7천억원이 넘는단다. 비록 한국담배인삼공사가 지금은 정부기관이 아니지만 이를 사기업으로 생각하는 이는 아무도 없을 것이다. 국가 주도로 국민에게 몸에 이로운 인삼을 팔면서 동시에 해로운 담배를 함께 파는 참으로 우스운 나라, 대한민국이 아닌가? 또한 세계적으로 담배를 가장 쉽게 살 수 있는 나라도 대한민국이 아닐까 생각한다.

마취 이야기를 하면서 왜 담배 이야기를 꺼내는 것일까? 흡연이 백해무익(百害無益)하다는 것은 잘 알고 있지만, 여기에서는 흡연이 전신마취에 미치는 영향을 잠시 이야기하고자 함이다.

담배에는 4,000여 종의 다양한 물질들이 포함되어 있는데 어떤 물질들은 교감신경계(긴장이 되는 상황에 처했을 때 활성화되는 신경계)를 흥분케 해 혈압, 심박동수, 전신혈관저항을 증가시켜 심혈관계에 문제를 일으킬 수 있으며, 이러한 것은 마취 중 심장 수축을 가져와 심장의 산소 소모량을 증가시킨다. 또 어떤 물질들은 신체 내부에서 산소 섭취 및 이동 등과 같은 호흡기계의 문제를 발생시킬 수 있다. 이러한 상태들이 마취 중 혹은 마취 후 호흡기 혹은 약물 대사 등과 관련해 여러 가지 문제들을 일으킬 수 있는 것이다. 심지어 간접흡연이 잦은 사람들에게도 전신마취 시 위와 같은 문제들이 나타날 수 있다. 흡연자는 마취유도 시 기침이나 무호흡이 발생할 가능성이 높으며, 상기도근육의 경련으로 기도가 막히는 경우도 증가한다. 따라서 흡연자들의 경우 전신마취 8주 전부터 금연하는 것이 가장 이상적인데, 이것이 되지 않을 경우 마취 전 최소 24시간 동안의 금연이라도 지켜져야 한다.

지난 10여년간 여성과 청소년 흡연인구가 점차 증가하고 있는데 최근 우리나라 청소년의 약 15% 정도가 흡연을 하는 것으로 보고되고 있다. 마취통증의학과 의사들은 환자의 마취 전에 환자 관리를 위해 흡연을 하는 지를 미리 조사한다. 이제 마취통증의학과 의사들은 중고등학생들에게도 마취에 임하기 전에 “담배 피우세요?”라고 물어봐야 하는 것은 아닌지?

03
마취기록지 없는 마취

마취통증의학과 의사들은 가끔 마취통증의학과 의사가 상주하기 힘든 개인의원에 직접 가서 마취를 하기도 한다. 필자도 개인 성형외과의원에 가서 전신마취를 시행한 적이 있는데 놀랍게도 그 의원에 마취기록지가 없었다.

마취기록지는 마취 중 최소 5분 간격으로 환자의 혈압, 심박동수, 산소포화도 등과 같은 환자 상태를 자세히 기록해 놓는 기록지로 환자 상태뿐만 아니라 투여 약물 및 용량, 환자 정보나 수술명 등을 기록하는 의무기록지 중의 하나이다. 마취기록지를 보면 수술 및 마취 동안 일어난 환자 상태를 한 눈에 볼 수 있으며, 이의 작성은 마취통증의학과 의사의 의무사항이기도 하다. 또한 마취기록지는 10년간 병원에서 의무적으로 보관하도록 되어 있다. 그런데 비보험 수술 즉, 보험이 적용되지 않는 수술을 시행하는 성형외과와 같은 개인의원의 수술 시에는 의료보험공단에 서류를 제출할 필요가 없으니 마취기록지 자체를 준비하지 않는 경우가 많은 듯하다. 아무리 의료보험이 적용되지 않는 수술일지라도 환자를 존중하는 마음이 있다면, 그 환자의 상태 하나하나에 대해 관심을 갖고 이를 기록하는 것이 의료인들이 해야 할 의무사항이 아닌가 싶다.

한번 생각해보라. 내가 수술과 전신마취를 받고 의식이 없는 동안 나와 관련된 수술과 전신마취 중 발생되는 상황에 대한 아무런 기록이 없다면 그동안 나의 존재는 어디로 갔단 말인가?

04
양희은의 '아침이슬'

필자가 근무하는 병원의 수술실 한쪽에는 인터넷이 연결된 컴퓨터가 있다. 수술과 마취를 시작할 즈음이면 인터넷의 음악 사이트를 통해 음악을 틀곤 한다.

어느 날 54세의 여성 환자가 수술실에 들어 왔다. 이 환자는 중화상으로 수차례의 수술을받으며 수개월 간 중환자실과 병실에서 입원 생활을 해온 분이다. 이번에는 화상 흉터로 인한 수술을 받기위해 온 것인데 전신마취를 시작하려고 하자 그 환자는 "원장님, 기억력이 참 좋으시네요."라고 하였다. 이유인즉, 예전에 수술실에 왔을 때 좋아하는 노래가 무엇이냐고 물으니 가수 양희은의 '아침이슬'이라고 해서 마취 전 들려 드렸고 이번에 수술실에 올 때에는 미리 그 노래를 틀어 놓았던 것이다.

'긴 밤 지새우고 풀잎마다 맺힌 진주보다 더 고운 아침 이슬처럼…'

그 환자는 '아침이슬'의 가사를 들으며 편안한 마음으로 전신마취와 수술을 받을 수 있었다.

음악이 환자의 마음을 안정시키는데 도움이 된다는 것은 이미 1990년대 중반부터 연구가 시작되었다. 이후 이의 긍정적인 효과에 대한 많은 보고들이 있어 왔다. 마취 전 환자의 불안은 심박동수, 혈압의 증가 등과 같은 변화를 일으키며 스트레스로 인해 콜티졸(cortisol) 호르몬의 분비도 증가하게 되다. 이때 음악을 듣게 되면 환자들은 마음을 안정시킬 수 있게 되므로 전신마취 이외에도 국소마취나 부위마취를 시행할 때 아주 효과적이다. 특히 부위마취나 국소마취의 경우 수술 중 의식이 있는 환자에게 이어폰을 사용하여 음악을 들려주면 음악 자체의 효과 이외에도 수술실에서 생기는 잡음을 듣지 않게 되어 이 또한 환자의 안정에 도움이 되므로 많은 병원에서 이 방법을 시행하고 있다. 또한 환자가 좋아하는 음악을 들려주면 그 효과는 더욱 커지므로 이러한 방법들을 적용하는 것도 마취통증의학과 의사가 관심을 가져보면 어떨까 생각한다.

물론 바쁘게 돌아가는 수술실 일정으로 인해 이러한 것에 좀더 신경을 쓰지 못하는 것도사실이지만, 이것을 핑계로 수술실에 들어오는 환자들에 대해 좀더 면밀히 살피지 못하는 필자도 어쩌면 업무태만이 아닐까하는 생각을 해본다.

05
드럼 같은 내 인생

재작년 이맘때쯤 인물시사 주간지인 어느 잡지에 필자가 소개된 바 있다. 《마르퀴즈 후즈후(Marquis who's who)》라는 세계 3대 인명사전에 필자가 등재되고, 국제 의학발전에 영향력 있는 논문 선정 기관인

'Faculty of 1000 Medicine'에 필자의 논문이 선정되었기 때문이었다. 그 잡지에 '끊임없는 연구를 통해 국내 의학 발전 기여에 앞장서다'라는 제목으로 필자에 관한 기사가 실렸는데, 이때 기자와 인터뷰를 한 적이 있다.

인터뷰에서 필자는, '마취통증의학과 의사의 인생은 드러머 같은 인생'이란 말을 하였다. 드러머(drummer)란 드럼을 치는 연주자를 말한다. 필자는 취미생활로 4년 전부터 드럼을 배우기 시작하였다. 대학 시절, 그룹사운드 활동을 하고 싶었지만 당시 제대로 다룰 줄 아는 악기가 없어 꿈을 이루지 못한 아쉬움이 맘 한 구석에 줄곧 남아 있었다. 이 때문인지 나이 마흔이 넘어서야 드럼을 배우기 시작한 것이다. 지금은 중급 정도의 수준이랄까 조금은 서툴지만 나름 웬만한 노래는 리듬을 맞춰 두드리곤 하는 경지에 이르렀다. 필자가 근무하는 병원 내에 직원들로 구성된 아마추어 밴드도 결성해 연습하고 있다. 필자가 이러한 취미 활동을 하는 것은 환자들이나 주위의 소외된 사람들을 위해 즐거운 음악을 들려주는 음악회를 개최하고자 하는 자그마한 꿈을 가지고 있기 때문이다. 지금까지 지역의 고아원 어린이들을 초청해 몇 차례 공연을 하기도 하였다.

드럼은 대부분 무대의 가장 뒤편에 있어 두드러지게 보이진 않지만 밴드에 없어서는 안 되는 파트이다. 마취도 이와 같다. 수술 시, 없으면 안 되는 파트가 마취이고 마취통증의학과 의사이다. 이는 어쩌면 그룹사운드의 드러머와 입장이 유사하다는 생각이 든다. 전신마취를 받는 환자들은 마취가 시작되면서 의식이 없기 때문에 자신들이 수술 받는 동안 이루어지는 마취통증의학과 의사의 역할을 잘 모른다. 그러나 마취통증의학과 의사는 수술 동안 마취라는 멋진 한 곡을 연주하기 위해 무대 뒤편에서 열심히 연주한다. 드러머는 때로 그룹사운드 구성원들을 리드하는 역할을 하기도 한다. 드럼의 박자가 제대로 되지 않으면, 곡 전체가 매끄럽게 이루어질 수 없다. 마취라는 한 곡의 멋진 곡이 끝나면서 마취통증의학과 의사의 역할도 끝나게 된다.

무대 맨 앞에서 노래를 부르는 가수를 집도의라고 한다면 뒤편에서 곡의 전반적인 리듬을 이끌어가는 것이 마취통증의학과 의사의 역할인 것이다. 그래서 필자는 드럼을 사랑하고 마취를 사랑한다.

06
한 시간에 손 운동만 3,000번

인간의 호흡횟수를 이야기 할 때는 1분당 몇 회인가를 기준으로 한다. 여러분은 1분에 몇 번의 호흡을 하는가?

정상적인 호흡횟수는 연령에 따라 다른데 연령이 낮을수록 호흡을 많이 하게 된다. 6개월 미만은 분당 30~60회, 6개월이 지나면 점점 느려져 분당 24~30회 정도, 1~5세는 분당 20~30회, 6~12세는 분당 12~20회, 12세 이상은 분당 14~18회가 되고, 18세 이상 성인은 분당 12~20회가 된다.

전신마취의 많은 경우에서 근육이완제를 사용하는데 이때 환자는 스스로 호흡을 할 수 없게 된다. 따라서 대부분의 전신마취 시에는 마취기에 연결된 인공호흡기를 사용하여 적정 호흡횟수를 설정하고 마취를 시행한다. 그러나 과거에는 환자 기도와 연결된 호흡낭을 손으로 주물렀다 폈다 하면서 환자의 호흡을 외부에서 조절하였다. 호흡낭이란 고무주머니 모양으로 마취통증의학과 의사가 손으로 이것을 주무르면서 환자의 호흡을 대신하는 것을 말한다. 호흡낭을 이용한 호흡 조절을 통하여 환자의 기도와 호흡에 문제가 있는가를 손으로 느끼는 훈련 과정이기도 하였다.

신생아의 마취 시 분당 약 50회로 호흡낭을 주무르면 한 시간에 3,000번의 손 운동을 하는 셈이 된다. 간단한 수술이야 한 시간 정도로 끝날 수 있지만, 큰 수술은 서너 시간 이상이 소요되므로 신생아 한 명의 전신마취 시 약 1만 번 정도 손 운동을 하는 셈이 된다. 과거 마취통증의학과 의사들은 그러한 경험을 통하여 환자의 호흡을 관찰하고 관리하였다.

07
마취통증의학과 의사와 가방모찌

대학병원을 비롯한 종합병원에서는 그곳에 상주하여 근무하는 마취통증의학과 의사가 마취를 한다. 즉, 이러한 큰 병원에는 외과, 내과 등과 같이 마취통증의학과라는 독립된 과가 있어, 이에 소속된 마취통증의학과 의사들이 마취를 담당한다. 그러나 개인의원에서는 수술 건수가 적어 경제적인 여건상 전담 마취통증의학과 의사를 둘 수 없는 형편인 경우가 대부분이다. 이 경우에는 수술이 있을 때마다 마취통증의학과 의사를 초빙하여 마취를 부탁하게 된다.

언제부터였는지는 모르지만, 과거에 이러한 마취통증의학과 의사들을 '가방모찌'라고 불렀다. 사전에 의한 '가방모찌'라는 단어의 의미는, '어떤 사람의 가방을 메고 따라다니며 시중을 드는 사람을 속되게 이르는 말'이다. 사실 마취통증의학과 의사들이 듣기에는 그다지 좋지 않은 느낌의 단어이므로 요즘은 '프리랜스(freelance)'라는 단어를 많이 사용한다. 프리랜스란 중세 유럽에서 어떠한 국가나 당파, 사상 등에 속하지 않으면서 자유롭게 보수를 받으며 군무에 종사하던 기사를 의미하는 단어이다. 과거에는 이러한 프리랜스 마취통증의학과 의사들이 많이 있었다. 물론 요즘에도 이러한 마취통증의학과 의사들이 있으나 중대형 병원들이 많이 생기고 개인의원에서 수술을 시행하는 경우가 줄어들면서 과거에 비해 그 수가 많이 줄었다.

필자의 사적인 견해로는, 환자들이 마취를 받을 경우에는 가능하면 마취통증의학과 전문의들이 상주하여 근무하는 병원에서 수술 받기를 권장한다. 이는 프리랜스 마취통증의학과 의사들의 실력이 부족해서가 아니다. 프리랜스로 활동하는 마취통증의학과 의사들 역시 전문적 지식을 갖춘 의사들이지만 개인의원에서는 경우에 따라 마취통증의학과 의사의 시간에 맞춰 수술을 해야 하거나 프리랜스 마취통증의학과 의사 역시 또 다른 수술을 위해 다른 의원으로 급히 이동해야 하는 경우들이 발생하는데 이는 자칫 환자 감시를 소홀히 하게 되는 결과로까지 이어질 수 있기 때문이다. 실제로 수술을 마치고 환자를 마취에서 깨운 후 마취통증의학과 의사가 병원을 나선 뒤 호흡부전이 발생해 환자가 사망한 경우가 보도된 바 있다. 물론 이러한 이유보다 더 중요한 것은 개인의원에서는 응급상황 발생 시 대처할 수 있는 인력 및 장비가 미비하기 때문에 전담 마취통증의학과 의사가 있으며 응급 상황 대처가 가능한 병원에서 마취 받기를 권장하는 것이다. 이는 이미 앞에서 마취를 비행기에 비유했듯이 대형비행기를 타는 것이 경비행기를 타는 것보다 안전한 것과 같은 원리이다.

수술은 크고 작은 수술이 있지만 마취는 크고 작은 마취가 없다. 마취의 사고는 곧 환자의 사망과 직결되기 때문이다.

08
여호와의 증인과 마취 및 수혈

마취와 종교는 아무런 관련이 없다. 그러나 여호와의 증인은 예외이다. 무교인 필자는 '여호와의 증인(Jehovah's witnesses)'이라는 종교 자체에 대해 언급할 생각은 전혀 없다. 그러나 이 종교가 마취 및 수혈과 관련해 중요한 쟁점이 있기 때문에 그 부분을 언급하고자 한다.

여호와의 증인에서는 '피를 먹지 말라'는 구약성경 레위기 17장의 구절을 근거로 피를 생명의 근원이라고 하여 피를 먹거나 수혈과 같은 방식으로 외부 혈액을 몸에 주입하기를 거부한다. 수혈, 즉 혈관에 직접 피를 넣는 행위를 피를 먹는 행위와 동일시한 것이다. 이러한 환자들을 만나게 되면 수술 중 발생되는 출혈 시 수혈에 대한 책임을 지고 있는 마취통증의학과 의사로서는 크나큰 고민에 빠지게 된다. 물론 출혈이 거의 없는 간단한 수술일 경우는 별문제 없지만 많은 출혈이 예상되어 수혈 가능성이 있는 경우에는 긴장할 수밖에 없다. 여호와의 증인은 많은 양의 출혈이 발생해도 수혈을 전적으로 거부하며 오히려 사망을 선택한다.

한번은 여호와의 증인인 부모의 아이가 심장수술을 받게 되었는데 사망해도 괜찮으니 수혈은 절대 안 된다고 하여 엄청나게 놀란 적이 있었다. 중장년층 연령대 분들은 대부분 기억하실 가수 백년설 씨. '나그네 설움', '번지 없는 주막' 등을 부른 원로가수이다. 이 백년설 씨도 여호와의 증인으로 1980년 수혈 거부로 인하여 나그네 길을 떠나듯 이 국땅에서 사망하였다.

여호와의 증인은 병원교섭위원회란 모임이 있어 수혈 대체 치료법에 대해 각종 책자와 논문들을 예로 보이며 수혈을 대체할 방법들을 알리고 있다. 물론 수혈이 여러 부작용을 일으킬 수 있어, 가능한 한 수혈을 하지 않는 것이 좋겠지만 경우에 따라서는 불가피할 경우가 있다. 수혈의 가장 기본적인 이유가 전신에 산소 공급을 적절히 하기 위함인데 환자에게서 어느 정도의 출혈(환자 혈액량의 약 20~30% 이상)이 발생하면 수혈을 시행하는 것이 그 이유이다. 여호와의 증인들은 혈액 성분이 아닌 혈장증가제나 지혈제의 사용은 받아들이나 전혈 또는 적혈구, 백혈구, 혈소판 등과 같은 일차성분의 수혈은 받아들이지 않는다. 또한 수술 전에 환자 자신의 혈액을 일부 미리 채혈한 뒤 수술 중 자신의 혈액을 사용하는 방법(이를 수술 전 자가 혈액 채혈 및 저장법이라 한다.) 역시 받아들이지 않는다.

그렇다면 여호와의 증인인 환자가 수혈을 거부함으로써 의사가 수혈을 하지 않아 환자가 사망하게 되면 법적인 문제는 어떻게 될까? 이는 시대적·국가적으로 판결에 다소 차이가 있긴 하지만, 국내에서의 몇 가지 사례를 보자.

1980년 장출혈이 심한 11세 딸의 수혈 치료를 거부한 엄마에게 대법원은 '생모라 하더라도 자신의 신념을 내세워 의사가 권하는 최선의 치료 방법인 수혈을 거부해 환자를 숨지게 할 권리는 없다.'고 판시하며 유기치사죄를 적용해 징역 1년 6개월에 집행유예 2년을 선고하였다. 2009년 또 다른 한 판례를 보면 수혈을 거부한 여호와의 증인 환자가 출혈로 사망한 사건에서 환자의 자기결정권 보장을 근거로 의사에게 무죄를 판결한 바 있다.

결국 의학적으로 적절한 진료를 했음에도 불구하고 환자 자신이 수혈을 거부해 합병증이나 사망 사고가 발생할 경우 의사 또는 의료기관에 대해 책임을 물을 수 없다는 것이다. 또한 환자가 수혈을 거부함으로써 의료진이 수술을 회피하더라도 수술을 제외한 나머지 차선의 조치를 취했다면 정당한 이유로 인정돼 진료거부에도 해당되지 않는다. 즉, 환자가 선택한 치료법에 따라 수술중 수혈을 받지 않아 환자가 숨지더라도 의사를 처벌할 수 없다는 것이 법원의 판결이다.

그렇다면 수혈을 거부한 여호와의 증인에게 상황이 위급하여 의사가 수혈을 감행하였다면 그 의사는 어떻게 될까? 1997년 이탈리아에서는 수혈을 거부한 여호와의 증인 환자에 대해 담당 의사가 법원에 강제 수혈에 대한 허가를 신청했으나 기각당한 바 있다. 이로 미루어보아 여호와 증인 환자가 수혈을 거부해 사망하더라도 의사는 가만히 지켜 볼 수밖에 없지 않을까?

09

피할 수 없는 전신마취 부작용인 악성고열증

5~6년 전으로 기억된다. 5살 어린 아이가 치과치료를 위해 전신마취를 받다가 악성고열증으로 숨졌는데, 부모와 병원 측의 의료 과실 여부에 대한 법적 공방이 매스컴에 나온 적이 있다. 필자도 전공의 시절에 전신마취 시 악성고열증이 발생해 환자가 사망한 경우를 경험하였다.

많은 분들이 '악성고열증(malignant hyperthermia, 惡性高熱症)'이란 단어를 들어본 적이 거의 없을 것이라 생각되는데, 이는 특이하게도 마취약물에 의해 발생하고, 사망 확률이 상당히 높은 증후군이기에 이에 대하여 잠시 설명하고자 한다.

악성이라는 표현은 사망률이 상당히 높기 때문에 붙여진 것이다. 이 증후군은 1960년대 오스트리아 의사인 덴보르(Michael Denborough)와 로벨(Richard Lovell)에 의해 알려졌다. 당시 그들의 환자 중 한명이 가족 친지들이 수술 후 많이 사망하여 본인도 수술 받기를 두려워하고 있었는데 그 환자 역시 마취 후 땀, 열, 근육 강직 등이 나타난 경우를 보고하였다.

악성고열증은 마취로 인해 생길 수 있는 마취 부작용의 하나로 마취통증의학과 의사가 아니면 알 수도 없고 치료할 수도 없는 특이한 증후군이다. 문제는 발생 후 사망률이 상당히 높음에도 불구하고, 그 발생 가능성을 마취 전에 미리 예상할 수 없다는 점이다.

국내에도 간혹 악성고열증으로 인한 치료 혹은 사망의 경우가 학회에 보고되고 있는데, 정확한 빈도는 모르나 많게는 마취 받은 환자 5,000명 당 1명, 적게는 200,000명 당 1명 정도로 발생한다고 알려져 있다.

악성고열증은 영어로 '멀리그넌트 하이퍼서미어(malignant hyperthermia)' 혹은 '멀리그넌트 하이퍼파이렉시어(malignant hyperphyrexia)' 라고 하는데, 마취제 중 흡입마취제나 근육이완제(특히 숙시닐콜린(succinylcholine)과 같은 탈분극성 근육이완제) 등에 의해 발생하며, 다른 마약성 진통제나 정맥마취제, 국소마취제 등은 대체로 이와는 무관하다고 알려져 있다. 악성고열증은 상염색체에서 한 염색체만 있어도 표현되는 상염색체우성(autosomal dominant)으로 부모가 이에 대한 감수성이 높은 경우 아이도 걸릴 확률이 높다. 쉽게 말하면 유전적 요인이 크다는 것이다.

악성고열증은 근육에서의 칼슘 증가로 근육수축, 고열, 근육 세포의 파괴 등의 심각한 상태를 야기한다. 전신마취 후 갑자기 40℃ 이상의 고열이 발생하고 고혈압, 심부정맥, 피부 청색증, 산성혈증, 과칼륨혈증 등의 증상이 나타나고 치명적이다.

치료제로는 단트롤렌(Dantrolene)이라는 약물이 있는데, 1979년부터 사용되기 시작하였고, 그 이전에는 거의 대부분의 환자들이 사망하였다. 단트롤렌은 응급투여를 요하는 의약품이지만, 악성고열증의 발병률이 낮아 모든 의료기관에 비치돼 있는 것은 아니며 한국희귀의약품센터를 통하여 전국의 7개 병원에 비치해두고 관할지역 병원의 요청이 있을 때 공급하도록 제도화되어 있다.

10

환자의 몸속에 관이 박혔어요

마취통증의학과 전공의들은 4년간 전문의의 지도하에 다양한 마취를 배우고 직접 시행하게 된다. 일정 기간동안 심폐마취, 소아마취, 산부인과마취, 신경외과마취 등과 같은 여러 분야들을 돌아가면서 다양한 마취방법들을 수련하게 되며, 동시에 일정 기간 통증 치료의 학문과 기술을 함께 익히게 된다.

전공의 2년차였을 때이다. 당시 필자가 담당했던 수술방은 산부인과 수술을 주로 하는 방이었다. 환자는 50대 여성으로 부인과 수술을 위하여 경막외마취를 받았다. 경막외마취는, 이미 설명한 바와 같이 허리의 경막외강(척추신경 근처에 있다.)이라는 부위에 국소마취제를 주입함으로써 주로 하복부나 하반신 수술을 위하여 시행되는 마취방법 중의 하나이다. 경막외마취를 위해서 허리에 주사바늘을 이용하여 2mm 이하의 아주 가늘고 부드러운 관을 꽂게 되는데 이 관을 통해 국소마취제를 주입한다. 이 시술 과정에서 관의 일부분(약 1.5 cm)이 날카로운 주사바늘에 의해 끊겨 환자의 허리 속에 남겨진 적이 있었다. 마취 초년생으로 감당하기 어렵고 또한 두려운 상황 속에 온갖 생각들이 교차하였다. 이를 두 분의 교수님께 말씀드리고 어떻게 해야 할지 상의하였다.

그런데 한 교수님은 이러한 경우가 보고된 논문을 직접 찾아 보여주시며 '아무런 이상이 생기지 않을 테니 환자와 보호자에게 굳이 알려서

괜히 걱정하게 할 필요가 있냐'고 하셨고, 또 다른 한 교수님은 '환자와 보호자에게 사실을 알리는 것이 마땅하다'고 하셨다. 필자는 이 사실을 알리는 것이 도리라 생각해 환자와 보호자에게 알리고, 컴퓨터 단층 촬영으로 허리근육층에 박힌 관을 확인하였다. 환자와 보호자에게 그 사실을 알리고 사과드리고 이로 인한 합병증이 발생할 경우 전적으로 책임지고 수술 등을 통해 해결해 드리겠다는 서약서를 필자와 교수님, 그리고 병원 관계자가 작성하고서야 마무리 되었다.

이후 약 20년이 지난 지금까지 그 환자에게 아무런 이상이 없으니 참으로 다행이고 고마운 일이 아닐 수 없다. 의사들도 전지전능한 신이 아닌지라 아무리 주의하여도 아주 가끔은 본의 아니게 실수를 하는 경우가 있다. 때로는 이러한 실수들이 의료사고로 이어져 환자에게는 엄청난 고통을 안겨주기도 한다. 환자에게 아무런 해가 되지 않는다면, 식자우환(識者憂患) 즉, '알면 병이요, 모르면 약이다.'라는 말처럼 환자가 모르게 지나가는 경우도 있겠지만….

그 사건 이후 필자는 모든 마취시술에 신중에 신중을 기하는 마취통증의학과 의사로 노력하고 있다.

11
선생님,
이제 그만 하시지요

마취통증의학과 의사들은 일반외과, 흉부외과, 신경외과, 정형외과 등과 같이 집도를 하는 많은 외과계 의사들과 함께 일을 한다. 마취통증의학과 의사와 마찬가지로 집도의들 역시 인간인지라 다양한 성격들을 가지고 있다. 환자를 대하는 태도 역시 참으로 다양한데 환자에 대한 애착이 남달리 각별한 집도의도 있다.

대학 교수로서 심장마취를 전공으로 하고 있을 때였다. 정확한 병명은 기억나지 않지만 심장 질환으로 인한 응급수술이 시행되었는데, 환자가 노인인데다가 응급으로 수술이 시행돼 상당히 위험한 상태였다. 수술을 위해 뛰고 있는 심장을 정지시키고 체외순환술을 시행한 후 수술이 시행되었다.

'체외순환술'이란, 심장 수술을 하는 동안 심장을 정지시키고 외부에서 펌프와 같은 기계를 사용하여 뇌와 다른 신체로 혈액을 보내는 방법을 말한다. 이는 심장 수술의 기본적인 시술이기도 하다. 심장 수술이 끝나면 약물과 전기충격 등으로 심장을 정상적으로 뛰게 만들고, 심장이 정상적으로 뛰면 체외순환술을 종료하는 과정이 진행된다. 이러한 과정들은 흉부외과 의사와 마취통증의학과 의사, 그리고 체외순환술을 담당하는 의료기사가 함께 하게 된다.

그날 환자의 상태가 좋지 않았는데, 체외순환술 시행 하에 심장 수술을 마치고 환자 자신의 심장 박동으로 전환시키려는데 심장의 기능이 돌아오지 않았다. 즉, 심장의 박동이 정상적으로 이루어지지 않는 것이었다. 아니, 오히려 심장 기능이 더욱 악화되고 있었다. 환자의 심장은 전기충격 등과 같은 각종 방법들과 약물들을 투여하는 여러 가지 방법들에 전혀 반응하지 않았고, 시간이 지나면서 서서히 심장으로서의 기능이 소실되었다.

시간이 흐르고 온갖 약제를 사용해도 심장의 박동이 회복될 기미가 보이지 않자, 흉부외과 교수님은 심장의 회복을 간절히 바라며 손으로 한참 동안 심장을 마사지하였다. 하지만 우리 모두는 알고 있었다. 아니 분명 그 선생님도 알고 있었을 것이다. 그 당시 심장이, 그리고 환자가 이미 회복되지는 못한다는 것을 ….

얼마가 지났을까? 실낱같은 희망도 없는 환자의 심장을 한 시간이고 두 시간이고 "조금만 더 해보자, 조금만 더 해보자." 하며 손으로 마사지하고 있는 그 선생님의 모습이 너무나도 안타까웠다. 결국 "선생님 이제 그만 하시지요."라고 말씀드렸고, 그제서야 선생님은 말없이 수술방을 나가셨다. 하지만, 이러한 모든 것들이 환자에 대한 한없는 애착임을 우리들은 알기에 아무도 그 선생님에게 어떠한 말도 건넬 수 없었다. 평소 환자에 대한 애정이 남다른 분이라 수술방을 나서는 뒷모습이 너무나 힘들어 보였다.

흉부외과 수술은, 특히 생명과 관계된 수술이 많아 이러한 경우들이 간혹 발생하는데, 환자에 대한 애착이 남다른 그 선생님의 뒷모습은 아직도 잊을 수 없다. 수술실 침대에 있는 환자에 대해 사망 선언을 한 필자 역시 그 순간은 인간의 생명 앞에 한없이 초라해짐을 느끼게 되는 하루였다.

12
마취 좀 잘해. 수술이나 똑바로 해

마취통증의학과 의사로 생활하다 보면 정말 다양한 성격의 집도의들을 접하게 된다. 마취통증의학과 의사의 입장에서 솔직히 말하면 수술방 내에서 의견이나 호흡이 잘 맞는 집도의가 있는가 하면 그렇지 않은 경우도 있는 게 사실이다.

수술 및 마취를 할 때 마취통증의학과 의사와 집도의 사이의 신뢰는 상당히 중요한데, 서로 마음이 맞는 집도의와 함께 하면 마취도 편하게 되고 그렇지 않은 경우에는 마취가 끝날 때까지 괴롭다. 이러한 마취통증의학과 의사와 집도의 사이의 호흡은, 환자의 수술 및 마취와 그 회복에도 어느 정도 영향을 미칠 수 있다. 간혹 환자에게 발생하는 이상증세에 대해 마취 탓으로 돌리는 집도의도 있다. 이런 일을 겪고 나면 이후 그 의사의 수술이 있는 수술방에는 들어가고 싶지 않은 게 사실이다.

한 번은 간의 일부를 떼어내는 수술을 받은 환자들에게서 콩팥 기능이 없어지는 이른바 신부전증이 몇몇 발생하였는데 그 수술을 시행한 외과계에서 신부전증 발생 원인을 마취 시 수액투여를 잘못한 것이 원인이 아닌가라고 이야기한 적이 있었다. 당시 그 수술은 출혈이 많이 발생하는 수술이라 마취 시 수액 투여를 소량으로 유지하여 출혈을 감소시키고 수혈을 줄이기 위한 방법을 시행하였는데(저중심정맥압 마취라 함.), 이를 신부전증의 원인이라고 하는 것이었다. 그러나 이 방법은 이미 세계적으로 당시를 기준으로 수 년 전부터 인정되고 널리 사용되어온 마취 방법이라 우리 마취통증의학과에서는 도저히 납득할 수 없는 상황이었다. 이를 명확히 하기 위해 수개월 간의 자료를 모아 저중심정맥압을 이용한 전신마취 시 수액 투여와 수술 후의 신부전증 발생이 아무런 관계가 없다는 것을 증명하고, 그 내용을 논문으로 작성해 대한마취과학회지에 싣게 되었다.

물론 그 이후 그 외과 선생님과는 다시금 좋은 관계를 유지하게 되었다. 이처럼 환자 상태가 좋지 않을 경우, 지금은 거의 없지만, 가끔 외과계 의사는 '마취 좀 잘 해!'라고 하고 그 외과계 의사를 향하여 마취통증의학과 의사는 '수술이나 똑바로 해!'라고 하는 우스운 일이 있어나기도 한다.

외과계 의사와 마취통증의학과 의사는 한 배를 탄 승무원들이다. 모든 승무원들이 한마음으로 환자를 위해 보조를 맞춰야만 그 배가 올바른 항해를 할 수 있는 것이다.

13
너는 마취통증의학과 의사냐? 마취사냐?

수술을 받기위한 환자는 수술 전에 다양한 검사로 마취 전 상태를 점검받게 된다. 이때 비정상 결과가 나오면 외과계 의사는 수술하기 전에 마취통증의학과 의사에게 전신마취 가능성 및 위험성을 물어보는 상담을 하게 되고, 마취통증의학과 의사는 환자 상태에 따른 전신마취 위험도를 판단하고 마취 가능성 여부 및 환자에게 가장 적절한 마취방법을 생각하게 된다.

필자가 전공의 수련을 받던 아주 오래 전의 일이다. 위암 수술을 받아야 하는 환자였는데, 마취 전 환자의 전반적인 신체상태가 좋지 않아 외과로부터 상담이 왔다. 당시 교수님은 "위암이 수술을 하지 않고 나을 수 있는 병도 아닌데 마취를 하지 않으면 어쩌란 말이냐? 마취통증의학과 의사는 환자 상태가 좋지 않을 경우 그 상태에 따라 적절히 마취 관리를 할 수 있어야지, 그렇지 않으면 그게 마취사지 마취통증의학과의사가 아니지!"라고 하셨다. 참으로 의미 있는 말씀이지 않은가.

사실 환자 상태가 좋지 않아 전신마취를 할 수 없다고 하는 경우들을 가끔 본다. 반면, 필자가 수련 받고 근무한 병원에서는 환자 상태가 어떻든 간에 전신마취가 꼭 필요한 수술일 경우에는 전신마취를 시행하였다. 물론 환자 및 보호자에게 전신마취에 대해 충분히 설명하고 이에 대한 동의를 받은 다음이지만. 이러한 수련을 받은 필자도 대학교수 시절 제자들에게 마취사가 아닌 마취통증의학과 의사로서 역할을 다 할 수 있도록 그 교수님의 말씀을 전해 주었다.

14
자득지미(自得之味)

흔히 40세를 불혹(不惑)이라 한다. 이는 공자(孔子)의 논어(論語)에서 비롯된 말로, 세상일에 정신을 빼앗겨 판단을 흐리는 일이 없는 나이가 되었다는 의미이다. 공자가 열다섯에 학문에 뜻을 두었다 하여 15세를 지학(志學)이라 하는데, 불혹이 넘어서도 지학의 지속됨을 유지해야 하는 것이 의사들의 세계이다.

의사들은 매년 대한의사협회에서 인정하는 보수교육에 대한 기본 평점 이상을 받아야만 그 자격을 유지할 수 있다. 마취통증의학과 의사도 마찬가지로 매년 일정 점수 이상의 평점을 취득해야 한다. 그 평점은 학회에 참석하여 보수 강의를 받거나 직접 논문을 발표하는 등의 다양한 방법으로 취득한다. 과거에는 환자들이 경험이 많고 나이 많은 의사들을 많이 찾았으나, 요즘은 최근 지식과 다양한 최신 기술을 습득한 젊은 의사들을 찾는 경우가 더 많다. 이러한 추세이기에 환자 진료의 경험이 많은 원로 의사들도 여기저기 다양한 학회를 찾아다니며 최신 지견(知見)을 습득하고 있다.

마취통증의학과도 지난 20여 년간 학문적으로 그리고 기술적으로 엄청난 진화를 해왔다. 특히 마취약제와 각종 환자 감시 장치 및 마취 기술의 발전은 가히 상상을 초월할 정도다. 근대 마취통증의학이 발전된 지난 50여 년간 진보의 몇 배가 아닌 몇 십 배 이상으로 발달하였다고 해도 과언이 아닐 것이다. 나날이 급속도로 발전해가는 지식에 적응하기 위해 마취통증의학과 의사들도 지속적으로 연수를 받고 있다. 이는 결국 수술을 받는 환자들의 안전과도 직결된다.

40세 이후부터 하는 공부가 스스로 얻어가는 재미 즉, 자득지미(自得之味)를 느끼는 진짜 공부라는 생각이 든다.

15
죽은 자의 마취

마취는 환자의 질환을 치료하고 생명을 살리는 수술에 이용된다. 그러나 아이러니하게도 죽은 사람에게도 마취가 시행되는 경우가 있음을 아시는가?

사망이란, 크게 심폐사(心肺死)와 뇌사(腦死)로 나뉘는데 말 그대로 심폐사는 심장과 폐의 기능이 정지한 경우를 사망으로 판단하는 것이며, 뇌사는 사고와 판단을 담당하는 대뇌피질과 호흡 및 순환 등을 관리하는 뇌간(腦幹)까지 기능이 정지된 상태를 사망으로 판단하는 것이다. 흔히 말하는 식물인간은 뇌간 기능이 살아 있어 인공호흡으로 생명 연장이 가능한 상태로 뇌사와는 구별된다.

우리나라는 과거부터 심폐사를 근거로 사망 선언을 하였는데, 2000년 '장기 등 이식에 관한 법률'에 의하여 뇌사를 인정하게 되었다. 뇌사는 신경과 의사, 신경외과 의사, 마취통증의학과 의사 및 뇌사 판정의 능력이 있는 전문의 2인과 담당 의사가 판정한다. 장기 이식에 관여하는 의사는 법적으로 참여하지 못하도록 되어 있다. 요즘은 우리나라에서도 신장, 간, 심장, 폐와 같은 장기 이식술이 많이 시행되고 있는데 그 중에서도 신장과 간 이식술이 많이 시행되고 있다.

뇌사 상태의 환자에게서 장기를 떼어낼 때 마취통증의학과 의사가 마취를 담당하는데 이미 뇌사 상태로 뇌기능이 사라지고 통증을 느끼지도 못하는데 왜 마취를 하는 것일까? 엄밀히 말하면 마취를 하는 것은 아니다. 뇌사 상태의 환자는 혈압, 심박동수 혹은 심장 리듬 등에서 비정상적인 경우가 많다. 또한 경우에 따라서는 피부절개 등과 같은 자극에 의해 반사적으로 혈관이 수축되면서 혈액 내의 카테콜아민(catecholamine)이 증가하는데 이때 혈압이 높아지거나 심박동수가 증가하기도 하며 척추 반사로 인해 움직임이나 땀이 나는 것과 같은 현상도 나타날 수 있다. 이러한 현상은 마취통증의학과 의사를 당황하게 만들기도 하는데, 이럴 때는 정말로 뇌사가 맞는지 의심하게 되기도 한다.

또한 공여 장기(사망한 환자로부터 이식 받을 환자에게 제공되는 장기)의 적절한 산소 공급이 중요한데 이 역할 또한 마취통증의학과 의사가 담당한다. 그리고 장기를 최대한 좋은 상태로 적출하기 위해서 혈압이 낮은 경우에는 수액이나 승압제를 투여하며, 혈압이 높을 때는 혈관 확장을 위한 혈관확장제나 흡입마취제를 사용할 수 있다. 수술 시 근육이 단단하거나 척추 반사 움직임이 있는 경우에는 근육이완제를, 신장 적출 시에는 이뇨제를 사용하기도 한다.

이러한 이유로 마취통증의학과 의사들은 죽은 자에 대한 마취도 하게 되는 것이다. 엄밀히 말해 마취는 아니지만….

앞으로는 아마도 인공장기 시대로 가게 되겠지만 그때까지는 장기이식으로 많은 환자들이 새로운 삶을 살아갈 것이며, 마취통증의학과 의사들은 죽은 자에 대한 마취를 계속 시행할 것이다.

16
자동혈압계 차지하기

요즘 우리나라 대형병원에서 마취 시 사용하는 환자 감시 장치는 정말로 많이 발달해 미국과 같은 선진국과 비교해도 거의 차이가 없을 정도다. 그러나 필자가 마취과에 처음 입문한 약 20년 전만 해도 그 흔한 자동혈압계(지금은 소형 의료기 가게에서도 손쉽게 구할 수 있는다.)조차 국내 수술실에서는 보기 힘들었다. 대학병원 수련의 시절 13개의 수술방이 있었는데, 그 중 자동혈압계가 있는 수술방은 절반 정도에 불과하였다. 당시 자동혈압계는 중요한 수술이거나 시간이 오래 걸리는 수술방에만 있었으며 나머지 수술방에서는 손으로 혈압을 측정하는 수은주 혈압계를 사용하였다. 더구나 연차(年次)가 낮은 전공의가 자동혈압계를 차지하는 행운은 정말로 드물었다. 자동혈압계가 없는 수술방에 들어가게 되는 날이면 5분마다 손으로 혈압을 측정하는 수고를 해야만 했다.

마취 시에는 환자 상태를 실시간으로 감시하기 위하여 각종 환자 감시 장치들이 사용된다. 수술의 종류 및 환자의 상태에 따라 다양한 환자 감시 장치들이 사용되는데, 거의 모든 마취 시 사용되는 기본적인 환자 감시 장치로는 이미 설명한 바와 같이 혈압을 주기적으로 측정하는 자동혈압계, 심장 리듬을 연속적으로 감시하는 심전도계, 혈액내 산소량을 측정하는 맥박산소포화측정기, 그리고 호흡 상태를 감시하는 호기말이산화탄소측정기 등과 같은 것들이 기본적으로 사용된다. 이 가운데 혈압계(sphygmomanometer)는 환자 감시를 위한 가장 기본적이고 가장 오래전부터 사용된 장비이다.

최초의 혈압 측정은 1773년 영국의 생리학자인 헤일스(Stephen Hales)에 의해 시도되었는데, 말[馬]의 목에 있는 동맥에 가는 파이프를 꽂은 후 올라가는 혈액의 높이가 혈압이라고 하였다.

그러나 혈압계는 19세기에 들어서면서부터 본격적으로 발전되었는데 독일 실험 생리학자인 루드비히(Carl Ludwig)가 사람의 동맥에 직접 관을 꽂아 측정한 것이 인간의 최초 혈압 측정이다.

1881년에는 오스트리아의 의사인 바슈(Samuel von Basch)가 혈관을 찌르지 않고 측정하는 비침습적 혈압계를 최초로 고안하였다. 이때는 수축기 혈압만을 측정할 수 있었다.

혈압계를 최초로 고안한 바슈
(Samuel Siegfried Karl Ritter von Basch, 1837~1905)

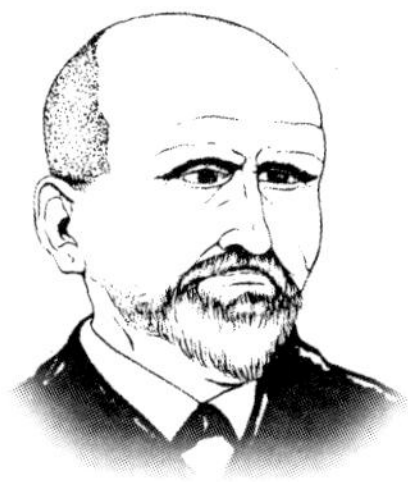

유태계 오스트리아 의사로 멕시코의 멕시밀리언 황제의 주치의였다. 1881년 최초로 커프가 있는 혈압계를 발명하였으며 1901년 쿠싱(Harvey Cushing)에 의해 널리 이용되게 되었다. 혈압의 측정은 지금도 마취에 있어 환자 감시 장치의 가장 기본적인 요소이다. 영어로 혈압계를 '스피그모머나미터(sphygmomanometer)'라고 하는데 '스피그모(sphygmo)'는 그리스 말로 맥박을 의미한다.

이후 1896년 리바-로찌(Scipione Riva-Rocci)와 힐(Leonard Hill)에 의해 지금처럼 팔에 커프를 감아 혈압을 측정하는 방법이 고안되었으며 이때 이탈리아 의사인 리바-로찌에 의해 수은주 혈압계가 최초로 소개되었다.

이후 러시아 의사인 코르트코프(Nikolai Korotkoff)가 청진기를 사용하여 혈압을 측정하는 방법을 보고하였는데, 이때부터 수축기 혈압과 이완기 혈압을 모두 측정할 수 있게 되었다. 심장이 수축할 때 발생하는 가장 높은 혈압을 수축기혈압 또는 최고혈압이라고 하며 심장이 이완할 때의 가장 낮은 혈압을 이완기혈압 또는 최저혈압이라 한다.

1920년대부터 혈압의 측정이 흔하게 시행되었으며 수은주 혈압계에서부터 디지털 혈압계로 발전하게 되어 오늘날에는 디지털 자동 혈압계를 대부분 사용하고 있다.

이후 급격히 현대화된 마취기계 및 환자 감시 장치가 도입되면서 보다 정확히 환자를 감시할 수 있게 되었다. 환자 감시 장치의 발전은 환자의 안전과 직접적으로 관련된다. 요즘은 환자의 동맥에 직접 카테터(catheter)를 꽂아 실시간으로 혈압을 측정하기도 하고 심장초음파로 심장 기능을 평가하기도 하면서 환자의 안전에 만전을 기할 수 있는 시대가 되었다.

그러나 기계는 기계일 뿐이다. 아무리 좋은 기계나 환자 감시 장치를 사용하여도, 보다 중요한 것은 환자의 마취를 수행하는 마취통증의학과 의사의 역할이다. 기계를 보면서 환자의 상태를 파악하고 또 환자 옆에서 수술 과정과 환자의 상태를 직접 눈으로 확인하면서 관리하는 마취통증의학과 의사가 가장 안전하고 확실한 환자 감시 장치인 것이다.

17
마취통증의학과 전문의 2,500명에 전신마취기는 7,000대

2008년 국회 보건복지부 국정감사 자료에 의하면, 마취통증의학과 전문의 한 명이 하루에 약 5.8건의 마취를 시행하였다고 한다. 응급 수술만을 시행하는 휴일이나 공휴일 등을 제외하면, 평일의 마취 건수는 더욱 증가한다. 한편, 당시 전신마취기는 2008년 현재 7,000대 이상이 공급돼 있었으며, 마취통증의학과 전문의는 2,500여 명이다. 이중 마취통증의학과 전문의가 없는 병원 및 의원들에서도 2,800대 이상의 전신마취기를 구비되어 있다. 이들 병원 및 의원들은 상주하는 마취통증의학과 의사 없이 수술할 때 마다 마취통증의학과 의사를 초빙하여 수술 및 마취를 시행하는 것이다.

모든 환자들이 자신이 마취와 수술을 받을 때 마취를 담당하는 마취통증의학과 의사가 꼭 자신의 곁에 있다고 생각할 것이다. 그러나 실제는 그렇지 않다.

우선 한 명의 마취통증의학과 의사가 평일 하루에 6건 이상의 마취를 시행한다는 2008년 당시 국정감사 자료를 토대로 생각해 보자.

수술 및 마취가 짧은 시간에 끝나는 경우도 있지만, 수 시간 소요되는 경우가 상당히 많다. 결국 한 명의 마취 담당 의사가 두 명 이상의 환자 마취를 동시에 담당해야 한다는 계산이 나온다. 실제 필자의 경우도 최고 4개의 수술방에서 4명의 환자 마취를 동시에 하면서 관리한 적도 있다. 한 명의 환자를 마취유도 한 후, 환자가 안정되면 옆 수술방에서 다른 환자를 마취하고 또 그렇게 다른 수술방에서 마취를 하고…. 이렇게 하는 것이다. 이것이 법적으로 문제가 되지는 않지만, 내가 마취가 되고 있는 중인데 담당 마취통증의학과 의사가 곧바로 다른 환자에게로 간다면 이 얼마나 황당하고 불안한 일인가?

그렇다면 왜 이러한 일들이 비일비재할 수밖에 없는가? 이에 대한 이유로, 마취통증의학과 전문의 수의 부족이 언급되었는데, 그렇다면 마취통증의학과 전문의 수가 부족한 이유는 무엇인가를 먼저 생각해 보는 것이 가장 중요할 것 같다.

가장 큰 원인은 마취통증의학과 전문의가 통증치료로 많이 전환하기 때문이다. 마취는 환자의 생명과 직결되고 언제 발생할지 모르는 수술에 대한 응급 상황에 항상 대기해야 하므로 마취를 하는 마취통증의학과 의사들은 상당한 스트레스에 직면해 있다. 반면 마취수가는 비현실적으로 책정돼 있어 수익은 보장되지 않고 책임만 막중하니 많은 마취통증의학과 전문의들이 마취가 아닌 통증치료로 전환하는 것이다. 또한 현실적으로 상당히 낮은 마취수가로 인해 작은 병원이나 개인의원에서는 마취통증의학과 의사를 상근으로 채용하지 않고 수술할 때만 프리랜서를 부르거나 때로는 간호사가 마취를 직접 시행하는 말도 안되는 일이 벌어지고 있는 것이다. 이러한 문제들은 결국 환자들의 안전 및 생명과 직결되므로 정말 심각한 일이 아닐 수 없다.

이 문제점들을 해결하기 위해서는 상근 마취통증의학과 전문의가 없는 의원급에서는 전신마취기 설치를 할 수 없도록 제한하거나 환자 감시 장치 등의 사용에 따른 마취수가 차등 적용, 혹은 마취통증의학과 전문의가 마취를 하는 경우 인센티브를 주는 등 전신마취 시술에 있어 전문의가 환자의 안전을 관리, 확보할 수 있도록 하는 제도를 마련해야 한다는 주장이 나오고 있다. 흉부외과, 산부인과, 일반외과 등도 마찬가지로 의료수가가 현실적으로 책정되어 있지 않으니 이러한 과를 전공으로 하려는 지원자들이 적은 것또한 당연하다. 이상의 과들은 의사들 사이에서도 3D(Difficult, Dirty, Dangerous) 직종으로 인식되고 있으며 이미 십여 년 전부터 이러한 과를 전공하겠다고 하는 전공의들이 거의 사라지고 있는 게 현실이다.

그나마 마취통증의학과는 통증치료라는 장르를 개척함으로써 전공의들로부터 외면은 받지 않고 있으니 참으로 다행이라고 해야 할까.

정부에서는 수년전부터 흉부외과 등과 같은 비인기과를 전공하는 전공의들에게 약간의 보조금을 줌으로써 전문의 수를 증가시키려는 정책을 시행하고 있다. 이 얼마나 어리석고 우스운 탁상공론의 결과인가! 4년의 전공의 수련기간 동안 몇 푼 더 받는다고 앞으로 수십 년을 전공해야 할 전공과를 냅다 지원하리라 생각하다니…. 진정으로 환자들을 위해서 이러한 과들의 의료인 충족이 시급하다고 판단한다면 향후 이들과를 전공한 인력들이 활동할 수 있는 장을 마련해 주는 것이 보다 중요한 해결책임을 왜 모르는지…. 정책 발상이 참으로 한심하기 짝이 없다.

18
시어머니는 무통분만 "No", 친정어머니는 무통분만 "Yes"

앞에서 무통분만의 기원에 대해서 언급하였는데, 요즘의 무통분만에 대해서 잠시 설명하고자 한다.

분만시의 통증을 당연한 것으로 받아들이던 때도 있었으나 산과마취의 발달 및 무통분만의 보험 적용 등으로 인해 최근에는 무통분만이 널리 시행되고 있는데 이 또한 과거의 무통분만과는 시술 자체가 다르다. 지금은 경막외차단을 이용한 무통분만을 시행한다. 많은 산모들이 이미 시술받아 보았겠지만 이는 허리의 요추 경막외강(척추신경 바로 전에 위치 함)이라는 곳에 가는 관을 꽂고 이곳으로 묽은 농도의 국소마취제를 투여함으로써 분만 진통을 제거하는 방법이다. 물론, 모든 의료 시술에는 합병증이 있을 수 있는 것처럼 무통분만 시술에도 감염이나 신경 손상 등과 같은 합병증이 있을 수 있으나, 그 빈도는 무시할 정도로 극미하다.

때로는 무통분만을 하면 아이를 낳을 때 힘을 못 줘 자연 분만이 어렵다는 낭설이 있기도 하였으나 2000년 유럽의 한 마취과학 논문집인

Acta Anaesthesiologica Sinica에 발표된 보고에 의하면, 822명의 산모 중 무통분만 시술을 받은 산모와 받지 않은 산모에서 제왕절개술의 빈도에 차이가 없다고 보고하였다.

이러한 무통분만 시술은 산부인과 의사가 아닌 마취통증의학과 의사에 의해 시행되는데 이는 경막외차단 시술 경험이 풍부하고 국소마취제의 약리학을 잘 알기 때문이다.

가끔이지만 무통분만을 시술하려 할 때 재미난 일이 있다. 산모에게 무통분만 시술을 할 때 모든 의료 시술과 마찬가지로 산모와 보호자로부터 동의를 받는데, 한번은 산모가 진통으로 너무나 고통스러워하여 무통분만을 해 줄 것을 요청하였다. 그런데 보호자 중 시어머니는 반대를 하고 친정어머니는 찬성을 하는 것이다. 시어머니는 '산모가 아이를 낳을 때 고통스러운 것은 당연한데 그것도 못 참느냐, 괜히 그런 것까지 하여 수술하게 되는 게 아니냐.'는 것이었다. 옆에 있던 친정어머니는 '저렇게 아파하는데 무통분만 좀 하는 게 어떠냐.'고 하였지만 그 소리는 정말로 모기 소리만큼 작았다. 아직까지 '시(媤)'자의 위력이 잔존하고 있는 한국 사회의 한 단면이 아닐까?

저자소개

계명대학교 의과대학 졸업

마취통증의학과 전문의/의학박사

계명대학교 의과대학 교수 역임

마르퀴즈 후즈후(Marquis Who's Who) 세계 인명 사전 등재(2009)

Faculty of 1000 Medicine(2009 세계적 학술논문 선정 기관)에 논문 선정

대한마취과학회 연구학술상 수상(2012)

대한마취통증의학회 정회원

대한중환자의학회 평생회원

대한소아마취학회 정회원

대한통증의학회 정회원

(현) 보건복지부 지정 화상 전문병원 - 푸른병원 원장

(현) 양산 부산대학교 의과대학 심혈관 연구소 연구교수

마법에 취하라

마취통증의학과 전문의의
재미있는 마취이야기

2013년 1월 7일 초판1쇄 발행
2013년 7월 5일 초판2쇄 발행
2013년 11월 26일 초판3쇄 발행
2014년 6월 5일 초판4쇄 발행

지은이 **장 영 호**
펴낸이 **신 일 희**
펴낸곳 계명대학교 출판부
(704-701) 대구광역시 달서구 달구벌대로 1095
TEL: (053)580-6233
FAX: (053)580-6235
홈페이지: www.kmupress.com
출판등록: 1970. 9. 1(제347-1998-1호)

ISBN 978-89-7585-605-1 03510 정가 12,000원
*잘못된 책은 교환하여 드립니다.